Elle rit dans la nuit

Geneviève de Cazaux

Elle rit dans la nuit

Alzheimer au quotidien

MARABOUT

Paix pour les crépuscules qui viennent [...]
Je ne viens rien résoudre
Je suis ici pour chanter
Et que tu chantes avec moi.

Pablo Neruda

Avant-propos

Il est des sujets, comme ça, qui occupent un temps l'actualité. Ils sont, dit-on, dans l'air du temps. Ainsi la dépendance de nos anciens, la maladie d'Alzheimer sont-elles sporadiquement propulsées sous les projecteurs. Médias, télés, radios s'en emparent soudain, avant de courir un autre lièvre. Puis l'écume des jours les emporte vers d'autres horizons, et rien n'est résolu.

Au bureau, il m'était très difficile d'aborder ce sujet, même auprès de mes consœurs du service médical. La première fois que je l'ai évoqué à TF1, j'eus l'impression que mes interlocuteurs me dévisageaient bizarrement, comme si je descendais de la lune.

« À propos, j'ai besoin de mon week-end, oui, je dois aller en province. Oui. Voir ma mère. Oui. En fait, elle a la maladie d'Alzheimer. »

Sans doute mon imagination me jouait-elle des tours. Il me semblait vraiment qu'ils tombaient des nues. Quel apitoiement dans le regard, qui aussitôt se détourne vers le bout du couloir, comme pour signifier : « Vite, passons à autre chose », « Excuse-moi, ce n'est pas le moment. » C'est si dérangeant, la maladie, chez les actifs.

Ils sont nombreux dans notre génération – les cinquantenaires, ou un peu plus – à devoir faire face au vieillissement de leurs parents alors qu'ils travaillent. Les logements sont trop petits pour accueillir une personne malade et âgée.

En France, 860 000 personnes sont touchées par cette maladie, des chiffres très officiels de France Alzheimer.

En 2008, le président de la République Nicolas Sarkozy annonce que la dépendance sera une cause nationale, et l'on cogite sur un financement destiné aux générations futures. Avec la crise, cette cause, cependant juste et sociale, est renvoyée aux calendes grecques. Le dispositif législatif prévu pour l'automne 2011, un volet de la loi sur les finances de la Sécurité sociale, aura donc fait long feu. Pour autant, la réflexion sur ce phénomène de société ne s'est pas interrompue, mais les solutions concrètes tardent à venir.

Printemps 2012, une ministre aux Personnes âgées et à la Dépendance est nommée. Promesse est faite de s'occuper de cette question à la fin de l'année.

Dès maintenant, de nombreuses familles sont confrontées à ce drame en la personne d'un ascendant âgé, ou d'un conjoint. Dans leur chair, psychologiquement, dans l'organisation de leur propre vie, familiale et professionnelle.

Leur parent est inéluctablement voué à une déchéance proche ou lointaine, à une dépendance certaine.

Il est rare de trouver une solution adaptée à chaque cas. Pourtant, la nécessité de s'occuper des patients au cas par cas est avérée. Les effets dévastateurs de la maladie sur une personne, et sur son entourage, sont bien connus.

Les familles peuvent se déchirer dans la recherche d'une issue adéquate. « Cette solution » qui puisse convenir à leur parent, à leur style de vie, à leur affectivité, et qui leur permette de vivre leur vie sans avoir la culpabilité d'abandonner leur proche à sa démence.

« Le fardeau des aidants familiaux », comme disent les médecins. Il y a de belles formules comme ça, qui voudraient montrer de l'empathie, mais ne font que révéler l'impuissance d'une société.

La maladie ne se manifeste pas de la même façon, ne dévoile pas les mêmes effets pour tous. Chaque personne a des réactions différentes selon sa personnalité, car la maladie exacerbe les traits de caractère. Même les associations, qui œuvrent de façon formidable, sont démunies lorsqu'il s'agit d'apporter une aide véritablement concrète.

Le défi est considérable, surtout en ces temps de crise. À moins de disposer d'un excellent train de vie, les difficultés pécuniaires sont des préoccupations constantes. Comment garder ou faire garder ce malade dans des conditions qui préservent sa personnalité et lui permettent de couler des jours heureux, d'éviter les angoisses inhérentes à sa pathologie ? J'ai relevé cette gageure, malgré les embûches, et je ne le regrette pas.

Aujourd'hui, ma mère vit chez elle, dans la maison familiale à une trentaine de kilomètres de Toulouse. Lucide ou non, selon les moments, elle vit bien, est bien soignée, bien nourrie. Et elle rit.

Elle profite de l'espace et de son jardin. Sa vie est organisée, avec une personne qui s'occupe d'elle à domicile. Désormais, elle a autour d'elle une vraie équipe. Cela m'a demandé des années de travail et de planification. J'ai combattu pied à pied les sceptiques. Mais enfin, j'y suis arrivée.

Bien qu'en zone rurale, le secteur de santé publique local est développé et a su s'adapter à l'accroissement de la population. Dans un rayon de quinze kilomètres, on compte près d'une vingtaine de médecins, quatre ou cinq pharmacies, une grosse poignée de maisons de retraite, deux excellentes cliniques, des cabinets d'infirmières diplômées, au moins une dizaine à la ronde, et des kinés. Ce confort de vie est même incroyable, quoique tous soient débordés.

Et pourtant ! L'aide à domicile, sans laquelle ma mère ne pourrait vivre chez elle, est une espèce rare, une sorte d'edelweiss. Pour la trouver, il faut se lever tôt et se débrouiller absolument seul dans le désert.

Tous les jours, une infirmière passe faire sa toilette. Le médecin la contrôle au moins une fois par mois. Trois matins par semaine, le kiné vient la faire marcher et l'aide à descendre l'escalier. Il la force à se surpasser et leurs échanges sont savoureux.

Sa femme de ménage chérie, l'une des rares personnes qu'elle reconnaisse, vient une matinée par semaine. C'est une des joies de cette existence ralentie. Elles se connaissent depuis plus de vingt-cinq ans maintenant. Leur confiance mutuelle est si grande que, même la tête sur le billot, Martine ne révélerait pas les secrets de Maman. Elle lui est fidèle, *mordicus*. J'ai expérimenté à maintes reprises cette qualité. Souvent, j'ai regretté d'être mise au courant si tardivement des difficultés qu'elle traversait, et des solutions aberrantes qu'elle dénichait.

Dans ce récit, qui est un message d'espoir, je voudrais montrer à travers mon expérience les Himalayas de difficultés à escalader, avec pour seul bagage sa volonté, et un but unique : préserver la dignité de la personne aimée. Cet objectif ne déçoit pas.

C'est à dessein que je ne révèle pas le prénom de ma mère, non que cela me dérange le moins du monde. À travers ce relatif anonymat, j'espère que de nombreuses personnes se reconnaîtront ou verront leur proche, et retrouveront ainsi l'espoir.

Première partie

Préambule

Ma mère est belle, elle l'a toujours été et elle le demeure, alors qu'elle vient d'avoir 94 ans. Elle a de la chance. Une structure osseuse magnifique a préservé son visage des rides. Elle n'a jamais fait d'injections, sa beauté ne doit rien à l'artifice, mais tout à la profondeur du cœur et à un patrimoine génétique exceptionnel. Tous ceux qui la voient disent que son visage n'a pas changé, à la fois admiratifs et désolés en regardant cette femme jadis si jolie.

Un front dégagé, des pommettes hautes, des arcades sourcilières au dessin vif tendent une peau toujours fine et éclatante. Peu de taches de vieillesse.

Toujours aussi soyeux, ses cheveux gris argent ondulent naturellement, et tout le monde aime la coiffer, peut-être comme on coifferait sa poupée.

Belle comme une star dans sa jeunesse, belle aujourd'hui tout simplement de face comme de profil, le nez droit et volontaire.

Son regard mi-vert, mi-doré abrité par des paupières à la Marlene Dietrich ou à la Greta Garbo vire avec l'âge au vert vif et prend une expression un peu étonnée, mais jamais hagarde. Les yeux se perdent dans le vague, retournés sur des pensées dont elle serait bien en peine de dire quelles elles sont.

Les dégâts de l'âge se sont concentrés sur sa bouche. Cette jolie bouche fine s'ouvrait autrefois sur des dents rieuses et éclatantes, elle est aujourd'hui flétrie, les lèvres ne sont plus qu'un trait.

Il y a quatre ans, elle a perdu un bridge et n'a pas voulu qu'on le remplace, sous prétexte qu'à son âge, eh bien, ce n'est plus la peine. Mais avant Noël 2010, elle a perdu l'autre, de l'autre côté. Ça ne la gêne pas pour rire, ni pour manger, car c'est une bonne fourchette. Ses éclats de rire édentés font plaisir, et aussi de la peine, il serait sot de le nier. Quand je la vois s'esclaffer à une de nos bonnes blagues, révélant une gencive supérieure où ne subsistent que les incisives et les canines, je me sens transportée de tendresse devant ce regain de jeunesse.

Ses grandes et belles mains, héritage de son père, marquaient sa puissance. Actives à la cuisine, au jardin, aussi légères et précises dans la maison, à la couture, qu'elles étaient robustes dans les claques généreusement distribuées à droite, à gauche, du moment qu'elles atteignaient un coupable présumé parmi ses cinq enfants. Aujourd'hui, longues, longues, elles reposent inertes et sans force sur ses genoux. Son alliance et celle de mon père flottent autour de son annulaire gauche.

C'est à moi que revient le soin de lui couper les ongles. Les ongles des pieds, les auxiliaires de vie n'ont pas le droit de les couper, au cas où elles infligeraient une blessure. Fichu principe de précaution.

Pour les mains, elles déclarent forfait, toutes sans exception. À mon arrivée, les ongles sont longs comme ceux d'un mandarin dans l'empire du Milieu. Un vrai cirque ! À chaque coup de lime, elle retire vivement sa main en émettant une petite protestation aspirée, « huuh ». Quand ce n'est pas un « aïe » sonore dès que les fins ciseaux à ongles s'approchent de ses doigts !

Mais quand le vernis est posé, ses mains nettes, quand le matin elle est lavée, habillée proprement, pomponnée, coiffée, elle est contente. Lorsqu'elle reçoit des visites, elle est enchantée d'être complimentée sur sa manucure.

Sur ce visage que j'aime apparaissent les traces de cette maladie qui fait peur, la maladie d'Alzheimer.

C'est étrange. La maladie se manifeste sur la motricité, car le cerveau ne commande pas aux pieds d'avancer.

Voici donc tout notre travail. À sa question qui revient sans cesse : « Alors, là, qu'est-ce que je fais ? », nous lui indiquons précisément et patiemment comment marcher, monter l'escalier, pied gauche, pied droit. Ensemble, nous fredonnons des chansons un peu vieillottes, des airs de scouts. Après tout, ce n'est pas le moment de flancher et de perdre son entrain :

La meilleure façon d'marcher, c'est encore la nôtre, c'est de mettre un pied d'vant l'autre et d'recommencer.

Après cet exercice de gym crevant pour tout le monde vient le moment de s'asseoir dans son fauteuil roulant – dit « de confort » –, elle n'écoute pas nos instructions, pressée de se poser enfin. Mais elle se tourne convenablement et exécute les gestes du protocole. Ouf !

Descendre l'escalier le matin et le remonter en fin d'après-midi sont curieusement plus faciles pour elle que de marcher sur une surface plane. Quelquefois, les pas et les marches s'enchaînent sans difficulté. Certains jours sont plus ardus.

Lutter contre la « grabatisation » (un barbarisme – et pas seulement au sens linguistique – utilisé par le corps médical), contre la démence et l'apathie. Mais surtout l'aider à accomplir tous ces gestes de la vie quotidienne qu'elle ne peut plus faire elle-même. Avec compassion, mais sans concessions. Avec beaucoup d'amour et d'humour.

Ma mère n'en manque pas.

Un matin, nous nous préparons à descendre l'escalier, en suivant nos repères.

– Alors, là, qu'est-ce qu'on va faire ?

Je le lui explique. Tout à trac, elle s'écrie, furieuse et désespérée tout à la fois :

– Quel con, celui qui a inventé l'escalier !

J'éclate de rire.

– Figurez-vous, Maman, qu'ils s'y sont mis à plusieurs, et pendant des siècles.

– Ah bon !

Et nous descendons, ragaillardies. Un, deux, un et deux... Pied gauche, pied droit, et encore...

La genèse d'une maladie

Oui, comment et par quoi cette force de la nature a-t-elle été brisée ?

« J'ai hérité une santé exceptionnelle », disait-elle.

De sa femme et ses sœurs, mon père disait : « Elles ne sont jamais fatiguées, ce n'est pas possible, elles ont avalé une dynamo. »

Certains livres de vulgarisation incriminent, comme d'habitude, la nourriture, le style de vie. Dans le cas de ma mère, cela me semble incongru. Sportive, d'une santé et d'un dynamisme à toute épreuve, adepte des humanistes – *Mens sana in corpore sano* –, elle a toujours privilégié une nourriture saine pour sa famille. La plus grande partie du budget du ménage passait dans l'alimentation. Viandes, poissons, légumes frais (souvent du potager de mon grand-père), ses cinq enfants, qui dévoraient, et son mari, qui bossait dur, ne devaient manquer de rien.

Dans le Frigidaire (de la marque !), pas de sodas, ni *light* ni autres. Confitures, yaourts, crèmes, gâteaux, tartes et friandises, absolument tout était « fait maison ».

Les vitamines n'étaient pas données sous forme de comprimés mais de jus de fruits frais que Maman pressait à la main dans un presse-citron en pyrex.

Elle avait un appareil époustouflant, qu'elle appelait le « vite-frites ». L'ancêtre des robots ménagers était un trépied en fer muni d'une grille. Elle abattait le piston, *tchac*, *tchac*, navets, carottes, pommes de terre étaient débités à toute allure en petits dés sous sa poigne vigoureuse. Cuits à la vapeur, ils accompagnaient viandes grillées ou rôtis. On ne peut pas faire plus diététique !

Un été, nous avions une location à Biarritz près de la plage Miramar. L'appartement était sombre, mais la cuisine donnait sur une maison à toit jaune. La réverbération, très fréquente sur la Côte basque, même avec la grisaille, donnait à notre mère des illusions sur la météo. C'était un été très, très pluvieux !

– Allez, les enfants, allez vous baigner, il fait un soleil magnifique ! disait-elle avec enthousiasme.

Nous, pas très convaincus, et freinant des quatre fers :

– Mais Maman, il pleut !

– Ça ne fait rien, allez-y quand même, c'est la santé.

Et nous y allions, comme Gribouille qui plonge dans l'eau pour ne pas se mouiller. Depuis ce jour, nous nous baignons tous par tous les temps.

Des années plus tard, elle avouera : « Je n'ai jamais fait autant de cuisine, vous rentriez morts de froid et de faim. »

Objectif santé toujours. Avant de repartir chez nous, à Toulouse, pour la rentrée des classes, nous prenions un dernier bain. Même par une mer démontée. Quel que soit le temps. Et nous nous entassions tout mouillés et sableux dans la Peugeot 403. Sans doute pensait-elle nous rafraîchir les idées pour le voyage !

En 1986, elle a 67 ans, et déjà, elle souffre de pertes de mémoire. Mais son dynamisme reste intact.

Cette année-là, l'un de mes frères vient passer les vacances de Pâques avec sa femme et leurs trois enfants, tout jeunes. C'est une fête, et elle prépare tout, du sol au plafond. Branle-bas de combat à la fois dans la maison de campagne et dans l'appartement toulousain loué :

> *Pendant quinze jours, j'avais aspiré et aéré matelas, couvertures, couvre-pieds, nettoyé les poutres, presque toutes les vitres.*
>
> *Il a fallu faire quelques petites révisions. Chasse aux toiles d'araignées, soufre pour les mouches, repeindre des barreaux de fenêtres, des rebords de fenêtres, des dessus de radiateurs, changer certains papiers d'armoires…*
>
> *Après leur départ, j'ai jardiné :*
>
> *1er jour, vérifier quelques plantations et faire des trous.*
>
> *2e jour, tondre pour la deuxième fois près de la moitié du parc, ouf, mes toxines ont été éliminées (pas de tondeuse autoportée à cette époque).*

3e jour, hier, passer le désherbant. Faire mes bagages et médecin.

Plus tard, même à 78 ans, elle continue à travailler son jardin à la débroussailleuse parce que « ça [l]'entretient ». Une force de la nature !

Maman a toujours été un peu loufoque, disons « originale ». Elle disait ce qui lui passait par la tête, la plupart du temps au mépris des convenances.

Voici l'un des exemples les plus célèbres, car, évidemment, elle l'a raconté par la suite, tant ça la faisait rire. Dans sa famille, elle était bien la seule ! Plus de quarante ans après, il se trouve encore des gens pour m'en parler.

La scène se passe à la campagne le jour du mariage de ma sœur sur le palier du premier étage. Ma mère, dans ses 47 ans éblouissants, en robe de soie multicolore, chaussures ravissantes et bas fins, coiffée d'un turban de mousseline bleu nuit dont l'austérité renforçait sa beauté, fulminait.

Tout à coup, elle prend à témoin le *big boss* de mon père, qui venait de faire un brin de toilette : « Mon fils aîné a caché mes culottes, je ne sais pas où sont mes culottes… »

Un blanc dans le brouhaha, mon père blême de gêne… Le responsable en grand uniforme d'enseigne de vaisseau fait mine de ne rien entendre… Quant aux mariés, ils sont aux abonnés absents.

Bonne comme le pain, elle prononçait cependant des paroles malheureuses ou simplement maladroites, qui dépassaient sa pensée, et que ses interlocuteurs recevaient comme des coups de poing dans l'estomac. Par la suite, il n'était pas possible de lui en faire comprendre la portée sans heurter sa susceptibilité.

Une force de la nature. Débrouillarde, bosseuse, mais aussi primesautière, coquette, jouant de son charme auprès de son mari, le seul homme de sa vie. « Il n'aimait que moi. » C'était vraiment un cas, notre mère.

À la mort de notre père, en 1983, elle a commencé à sérieusement débloquer. Elle n'avait pourtant que 64 ans. Cette solitude soudaine, alors que son mari s'occupait de toutes les affaires importantes, selon les usages de l'époque, l'a sans doute accablée.

Comme elle est très croyante, cela l'a aidée, au début, à tenir le choc. Elle était pleine d'espérance, et vivait quasiment dans l'au-delà avec l'unique amour de sa vie. Elle affichait un sourire, signe de sa foi à toute épreuve !

On peut dire qu'elle nous en a fait voir de toutes les couleurs ! Est-il possible que le chagrin l'ait fait chavirer ? Elle était, comme diraient les jeunes, « un peu à l'ouest ». Elle va devenir *border line*, selon le terme clinique.

Comme beaucoup de femmes seules, elle devint la proie d'escrocs en tout genre. Brocanteurs et commissaires-priseurs ont commencé à fréquenter l'appartement familial. Bien que notre patrimoine fût modeste, quelques jolis meubles, quelques jolis livres anciens d'enfants disparurent à jamais.

S'ennuyant sans doute, dans les premiers mois de son veuvage, sa meilleure idée fut d'acheter aux enchères à la chandelle une maison, acquise d'ailleurs « par erreur » car elle voulait un hôtel particulier qui était une « excellente affaire », selon ses dires – et pendant longtemps, elle n'en a pas démordu. Cela aurait pu être le cas si seulement elle avait eu l'argent, si nous n'avions pas été en pleine succession, avec un compte bloqué et presque vide. Mon père, qui avait fait une carrière dans l'assurance vie jusqu'à 70 ans, avait cessé de payer les mensualités de la sienne, car c'était une trop lourde charge. Deux ans après, il mourait d'une crise cardiaque.

Que faire ? Un de mes frères s'est enquiquiné pendant des années pour sortir de ce bourbier. Il se renseigne pour régler ce problème en premier, puis pour éviter toute autre mésaventure ou récidive. Un ami d'enfance, avocat toulousain, lui parle de curatelle pour prodigalité. Ma mère ne veut pas en entendre parler. Cette solution la brutalise et la choque très profondément.

À 63 ans, peut-on accepter de vivre, au pire sous tutelle, au mieux sous curatelle ? J'étais avec elle dans le cabinet de l'avocat chargé de l'informer. Elle était ulcérée et ne comprenait rien (tutelle, curatelle légère ou pas), si ce n'est qu'elle serait privée de droits civiques, elle, élevée dans le patriotisme et le droit de vote des femmes.

Nous lui téléphonions tous les jours, pensant l'entourer de notre affection.

Un « beau » jour, elle a disparu.

Aucune nouvelle. Où était-elle donc passée ? Mystère. Enfin, nous apprenons qu'elle s'est « réfugiée » chez une amie « pour ne pas être mise sous tutelle », et qu'elle a consulté un ponte de la neurologie à la Pitié-Salpêtrière. Selon elle, il lui dit qu'elle est normale, mais qu'il vaut mieux qu'elle évite de voir ses enfants, afin de se protéger ! Le ciel nous tombe sur la tête. Elle note dans son journal le conseil de ce professeur, derrière lequel elle s'abritera de longues années :

> *Madame, vous êtes lucide et cohérente. Je vous donne ce conseil. Prenez au plus vite un très bon avocat, pas un avocat toulousain, mais un avocat parisien, car les juges de province sont jeunes et sans expérience.*

Pour son entourage, cette période fut un calvaire. Elle reste trouble pour chacun de nous, et nous a profondément divisés. Le juge décida qu'elle était responsable.

Alors, doit-on mettre les personnes sous curatelle ou tutelle ?

Madame Denoix de Saint-Marc, magistrate, fut juge des tutelles. Elle explique : « La protection des personnes dépendantes est une procédure lourde, autant juridiquement que psychologiquement. C'est une mesure frustrative, privative de liberté, et le juge n'aime pas priver quelqu'un de liberté. Il agit au cas par cas. Il est difficile de savoir quand un adulte est dans l'incapacité de gérer ses biens. C'est une protection financière, qui intervient cependant dans les affaires d'une famille. La personne sous tutelle n'a plus de carnet de chèques, ne peut plus voter, c'est une perte d'autonomie. »

Elle recommença.

Un jour, un bijoutier chargé de l'arranger avait « perdu » une de ses bagues. En fait, elle ne savait plus ce qu'elle en avait fait. Une autre fois, je découvris qu'elle avait déposé la chaîne de sa grand-mère au mont-de-piété. Je devais alerter mes frères et sœur, et aller avec elle chercher ce qu'elle avait gagé.

Le week-end de Pâques 1989, arrivant à Toulouse, je trouve l'appartement vidé d'une grande partie de son mobilier. Nous partons à la campagne, les meubles et tableaux n'y sont pas, malgré ses allégations. Une de ses amies d'enfance vient déjeuner. Elle lui glisse en sourdine, pour que je n'entende pas, que les objets manquants sont chez tel commissaire-priseur. Inutile de dire que le mardi matin, à la première heure, je campais devant la salle des ventes, avant que tout ne soit dispersé. Et ainsi de suite. Il serait fastidieux d'énumérer toutes les situations catastrophiques dans lesquelles elle a plongé tête baissée.

Pas besoin d'être sous les feux de l'actualité ou de posséder une grosse fortune pour vivre une telle situation. Quotidiennement, des familles y sont confrontées. Cela ne fait plaisir à personne. C'est même très dur à vivre, de voir un de ses parents dilapider, non pas *notre* héritage, mais l'argent qui lui permettra de passer une vieillesse convenable.

Ma sœur et moi, parfois, nous faisions de l'humour noir : « Si au moins elle dépensait son argent avec un gigolo ! » Cela nous faisait sourire, tant l'amour qu'elle vouait à son mari était irremplaçable. Beaucoup, qui se trouvent dans des situations dramatiques, ne peuvent pas en dire autant.

« Mais après tout, c'est son argent », concluait invariablement ma sœur.

Je ne partageais pas vraiment son avis. Que dire ?

L'irruption de la maladie

Elle a commencé à tomber dans la rue, à se plaindre de tout, de son propriétaire, à se perdre dans ses dépenses, à se noyer dans ses comptes. Surtout, ne prendre conseil de personne, en tout cas pas de ses proches. Une attitude typique de la maladie d'Alzheimer, qui est une maladie neuropsychiatrique. Le premier abruti qui passe est immédiatement mis au courant de ses difficultés, et il a plus de chances de la convaincre que sa famille, dont elle se défie ostensiblement.

À Toulouse, au marché qu'elle fréquente, la porte d'entrée est en plastique coupe-vent. Elle se plaint de l'avoir reçue sur la figure et d'avoir mal à l'arcade sourcilière. Mais on ne trouve rien. Et puis on passe à autre chose.

Elle avait une personnalité sensible, elle développe un sentiment de persécution.

Ses voisins la harcèlent, dit-elle, et ce n'est pas totalement faux.

> *Le soir, mes hurluberlus d'étudiants ont commencé leur bringue. À minuit, je suis allée leur demander l'heure : ils étaient ahuris de penser qu'ils n'avaient pas vu le temps passer.*
>
> *Aussi, ce matin, mon sommeil ayant été interrompu, j'ai renversé une bouteille d'eau minérale, j'ai cassé le bocal de la petite cafetière.*

Doit-on y prêter attention ? La sortir des ennuis dans lesquels elle se plonge ? Dans ce jeu sans fin, comment ne pas se perdre et s'épuiser ? Pour des enfants, la tentation est grande de baisser les bras et de laisser leur parent s'enliser. Combien de fois avons-nous eu l'impression que le ciel nous tombait sur la tête, nous sommes-nous retrouvés le souffle coupé après un énième grand coup en pleine poitrine, une de ses innombrables bévues ? Encore aujourd'hui, c'est un grand malaise entre nous, nous n'en parlons plus, tout simplement.

La vie continue, elle tombe, tombe et tombe encore.

Valérie Rosso-Debord, secrétaire générale adjointe de l'UMP, ancien député de Meurthe-et-Moselle, fut en 2011 rapporteur de l'ex-futur projet de loi sur la dépendance. Elle rappelle : « Dix mille personnes meurent chaque année d'une chute. La prévention des chutes est un acte majeur de santé publique. »

En juin 1988, je reçois un coup de téléphone de la voisine à la campagne. L'histoire n'a jamais été bien claire. Maman, voulant cueillir des cerises pour faire des confitures à ses petits chéris, était tombée de l'échelle. Elle a autour de 70 ans. La voisine l'avait retrouvée sur la route, égarée, et l'avait ramenée chez elle, installée sur le canapé, puis avait appelé les secours.

– Votre mère ne voulait pas que je vous le dise. Elle ne voulait pas que je vous prévienne pour ne pas vous inquiéter.

Je la remerciai abondamment.

– Je n'allais quand même pas la laisser comme un chien !

L'unique souvenir de Maman se résumait au fait qu'elle avait repris ses esprits allongée sur le canapé du salon.

Que s'est-il passé entre-temps ? A-t-elle eu une absence ?

En tout cas, à l'hôpital Purpan, à Toulouse, hôpital réputé, on ne lui a fait ni scanner ni examen sérieux. On l'a gardée en observation. Heureusement, les ambulanciers l'avaient enveloppée dans une couverture, car à l'hôpital, selon elle, elle se gelait. Comme elle a un certain sens de l'humour, elle nous faisait mourir de rire en racontant que l'aide-soignant venait avec un verre de tisane pour les deux occupantes de la chambre dans une main, et dans l'autre un seau hygiénique. Nous pensions qu'elle forçait la dose pour nous amuser, ou ne pas s'appesantir.

J'en serais sans nul doute restée à cette version bien parcellaire de la réalité si je n'étais tombée, au hasard de rangements dans ses étagères, sur une série de cahiers ou de carnets à spirale. J'en reconnais certains, je m'en souviens, c'est moi qui les lui apportais. Jamais je ne me serais permis de fouiller dans ses affaires et de lire des histoires intimes. Enfant, j'aurais été furieuse qu'elle ouvre les lettres qui m'étaient destinées, et elle avait suffisamment de discrétion et de confiance en moi pour ne pas le faire.

Cette histoire inénarrable, pourtant, je tombe dessus dans un cahier d'écolière, sous la rubrique : « Quelques gags dont il faudrait se souvenir », au milieu de mésaventures rigolotes racontées par ses amies. La réalité dépasse la fiction. Elle note :

> *Ce matin : l'ambulancière à qui je règle la part de ma mutuelle en me demandant de mes nouvelles :*
>
> *« J'ai bien vu que vous étiez très sonnée et on ne vous a pas prise avec des pincettes », ceci voulait dire sans précaution, sans ménagement.*
>
> *À l'hôpital, un garçon de nuit grand et fort entre dans la chambre au moment où nous nous endormions, trois accidentées que nous étions.*
>
> *– Vous voulez de la tisane ? Elle est tiède, si vous voulez que je la fasse réchauffer.*
>
> *– Merci, c'est très bien comme ça, ai-je répondu.*
>
> *Le garçon me tend de sa main droite un verre en duralex de tisane tiédasse. Le verre opaque était peu ragoûtant. Mais j'étais ravie de boire après 32 heures.*

Et de sa main gauche pendait un énorme sac en plastique noir où il a enfoui le contenu d'une petite poubelle de notre cabinet de toilette, puis a repris le verre vide et a continué sa tournée à 10 heures du soir ! pour ramasser cotons et autres petites choses. Je pense que dans la chambre d'à côté, le même verre a servi.

Le lendemain matin, mes deux compagnes attendaient toujours leur verre de tisane. Dans leur demi-sommeil, elles avaient entendu le mot « tisane ».

Conclusion : un verre de tisane pour réconforter et désaltérer des malades, ce n'est pas beaucoup. De plus, les cafards couraient dans le cabinet de toilette.

Pas un seul brin de ménage, balai et serpillière, pas un lit refait. Si... 2 heures avant notre départ, vers 11 heures, une personne en tablier blanc a tiré le drap du dessus en recommandant de ne pas le déplacer avant le passage du chef de service, qui n'est pas passé d'ailleurs. Et puis on m'a donné une couverture... alors qu'à mon arrivée, on m'avait prévenue : « Il n'y a pas d'oreiller ni de couverture. »

Voilà l'hôpital de Purpan.

Ah ! j'oubliais, je me levais pour faire ma toilette et j'ai trouvé dans le bidet un bassin plein de pipi. Je l'ai posé par terre. 48 heures après, ce bassin était toujours plein et là.

Ma lecture achevée, et ma stupeur digérée, je me souviens de cette version narrée avec un peu moins de détails à l'époque. Il est vrai que nous étions scandalisés par tant de désinvolture dans les soins, mais que faire de plus ? Peut-être exagérait-elle ?

Dans un autre carnet à spirale, elle consigne, toujours de son écriture élégante et fine :

> *Chute. Soignée à Purpan, service des urgences : perte de connaissance 2 à 2 h 30. Seules consignes et directives au départ :* (sic) *« Couchée… pas trop longtemps, assise… pas trop longtemps, debout… pas trop longtemps. »*
>
> *Depuis, je suis tombée plusieurs fois, 7 à 8 fois, suis passée au scanner à l'hôpital Dunant à Paris.*

C'est tout. Pas de diagnostic. Rien. En découvrant ces quelques lignes, j'ai moins envie de rire. Je suis bien certaine de découvrir ces faits pour la première fois. Aujourd'hui, il me semble que tout s'éclaire d'une lumière crue et virulente. Le plus important, ce qui aurait pu nous alerter, nous a été soigneusement scellé par l'intéressée. La seule chose que nous pouvions voir, c'étaient ses bêtises et ses incohérences.

En 1992, j'étais partie une semaine au Mexique pour mon travail, et j'avais laissé mon petit appartement à Maman. Cela lui permettait de voir ses enfants et petits-enfants. J'avais projeté de rester quelques jours de plus, pour des vacances. Mais pour le billet, ce n'était pas possible. Heureusement !

Mon taxi s'arrête au coin avenue de la Bourdonnais-Saint-Dominique, et là, je vois ma mère se précipiter, non pas hagarde, mais affolée. Errant dans la rue Saint-Dominique, elle m'attendait comme le Messie. Elle avait perdu les clefs et avait atterri chez une amie à quelques pas de là. Pour mes clefs, cela n'avait pas d'importance, mais c'était sûrement une alerte.

Autre alerte en 1995. En pleine campagne présidentielle, période très chargée et passionnante pour un journaliste politique, dans un contexte excessivement complexe, entre Chirac et Balladur d'une part, et d'autre part à TF1, ma mère me téléphone, scandalisée, mais en filigrane perce l'inquiétude.

Le médecin du village, la voyant passer sur la place, serait sorti de son cabinet et l'aurait interpellée depuis le seuil de sa porte :

– Au fait, madame de Cazaux, il faut que vous veniez me voir, car vous avez l'« alchelmer », et il faut vous hospitaliser.

– Mais non, je n'ai pas l'« alchelmer ».

Elle bute sur le mot. Pendant des années, elle prononcera de cette façon ce qui est pour elle l'indicible.

Les faits, bien entendu, ont dû se dérouler autrement.

Le lendemain, elle l'avait déjà décidé, elle allait à Purpan, le plus grand hôpital de Toulouse. En gériatrie. Je suivais à cette époque-là certains des voyages officiels du Premier ministre candidat Édouard Balladur, et je dois à l'honnêteté de dire que ça tombait très mal. Les campagnes présidentielles sont le sommet de l'intérêt du métier. Nous travaillons sans arrêt et sans horaires, les émotions se renouvellent sans cesse dans cet exercice passionnant de lutte pour le pouvoir.

L'enjeu est colossal pour l'évolution des carrières. Les cartes se rebattent. Je suis tourneboulée, et en même temps, je l'avoue, agacée. Bien sûr, je ne peux m'absenter.

Voici ce qu'elle écrit à cette époque dans un cahier à spirale qu'elle a pris soin d'emporter avec elle :

> *Je suis rentrée hier lundi 27 mars à 14 heures. J'ai été bien accueillie. Plusieurs infirmières, un déjeuner peut-être. Puis un interne qui s'est assis sur le bord de mon lit. Il m'a posé quelques questions sur la date du jour… puis des soustractions, puis une ou deux phrases à composer ou répéter. Puis un dessin. Le tout, moi assise dans un fauteuil avec mon papier sur les genoux, mal installée, émue (j'ai prévenu que j'étais très sensible), fatiguée par la fermeture d'une maison : fenêtres, portes, serrures, gaz, chauffage.*
>
> *Être prête à 13 h 15, après avoir laissé ma maison sans trop de désordre…*

L'ambulance était prévenue. Mais pas ses enfants. Ne pas déranger. Mais en même temps, quelle claque !

Ces notes d'une précision quasi chirurgicale n'indiquent guère son émoi, ou son inquiétude du moins en apparence.

> *Hôpital Purpan. <u>Mercredi 29 mars 1995</u>*
>
> *Ma vue a baissé (encore !)*
>
> *6 heures thermomètre 6 h 20 37 2°*
>
> *8 heures petit déjeuner. Grand infirmier aimable. Bol de lait sucré chaud, quatre biscottes beurrées. <u>Pas de remède encore</u>*

Chaque pas retentit dans mon crâne, de même le fait de croquer mes biscottes résonne. Je me sens très abrutie. Un peu d'angoisse aussi, car cette nuit, chaque bruit m'empêchait de m'endormir. J'ai tout de même dormi de 22 h 20 à 2 heures ! Pas mal. Puis somnolé... Le temps m'a paru long. Le ciel couleur moutarde comme je ne l'avais jamais vu. Je ne comprenais pas que c'était l'inclinaison du store qui donnait cet effet.

9 h 10. Je viens de dormir quarante à cinquante minutes car j'avais froid. J'ai profité du silence.

Le forfait de mon téléphone est épuisé : je refais une demande (elle doit s'ennuyer comme un rat mort et a sans doute passé son temps à appeler les uns et les autres, pour les rassurer).

Le Pr X est venu cet après-midi avec internes hommes et femmes. Puis une psychologue. Interrogatoire dans son bureau. Puis un neurologue. 1/4 d'heure environ.

Il est 18 h 10. Je compte écouter Questions pour un champion.

Jeudi 30 mars

Vers 10 heures, visite médecin et interne.

Après le scanner, je serai renvoyée à moi-même.

Je suppose qu'une des causes de tous mes maux est le nombre considérable de décibels reçus nuit et jour entre 1984 et 1990.

Elle veut parler de ses voisins. En 1990, sous la pression des nuisances sonores, elle a quitté l'appartement qu'elle louait à Toulouse pour s'installer définitivement à la campagne.

Ma sœur est venue de Biarritz, où elle habite. Le médecin lui a dit que notre mère ne pouvait plus rester toute seule.

Après quinze jours à Purpan en gériatrie, la jeune sœur de ma mère, jugeant à raison que ce séjour sans examens ne servait pas à grand-chose, l'a ramenée chez elle. Et tout a recommencé comme avant, comme si de rien n'était.

Pour les vacances, il fallait aller la chercher, puis la ramener, car elle ne savait plus s'orienter dans les gares. Une fois, elle pique une colère, et me passe un savon au téléphone, car je l'avais mise dans le train de nuit Vannes-Toulouse. Dans la couchette, elle avait mal dormi. Il est vrai qu'à l'aller j'étais allée la chercher : Paris-Toulouse, Toulouse direction le Morbihan, en visitant les marais poitevins. Mais je dois reprendre mon travail à Paris et ne peux pas accomplir ce périple une deuxième fois.

En fait, elle a peur de s'égarer. Mes frères et sœur ne comprennent pas bien ce phénomène. Ils l'invitent, mais elle trouve toujours une excuse : ses fleurs ont besoin d'être arrosées ! Parfois, elle prend sa voiture, et arrive tranquillou à Biarritz. Elle ne sait pas comment, en tout cas, elle est fière d'elle.

Quand je vais à Toulouse, elle vient me chercher à l'aéroport de Blagnac, et passe toujours par le chemin qu'elle prenait avant la construction du périphérique. Le moment arrive où elle me prévient qu'elle ne sait plus venir « avec ces routes qui changent tout le temps ».

Le jour où elle décidera de ne plus conduire du tout (en 2002), elle va décliner à toute vitesse. À sa génération, les femmes n'étaient pas nombreuses à conduire. Dans sa famille, elles ont toutes ce réflexe d'autonomie.

L'été 1999, j'arrive de vacances au bord de la mer pour passer quelques jours à la maison. Je trouve une femme de plus de 80 ans traumatisée et plutôt hébétée. Une tempête effroyable s'était déchaînée, la nuit précédente, entraînant une panne de secteur. Elle allume une bougie pour s'éclairer, et un cierge de Pâques, censé protéger des catastrophes. Elle pose le tout sur un petit meuble, près de sa chambre. Las ! Une rafale de vent, bougie et cierge tombent, mettant le feu au meuble. Les flammes déjà lèchent le mur et menacent d'attaquer les poutres.

La voilà qui éteint le feu toute seule, appelle les pompiers, lesquels à leur tour appellent sa femme de ménage. Ils lui demandent de passer la nuit sur place pour ne pas la laisser dans l'isolement. Ce dernier détail, je ne l'ai appris que tout récemment, avec le récit de l'incendie.

« Lorsque je suis arrivée, il y avait les pompiers, les gendarmes, le maire. C'était plein de fumée, ça venait de cette poutre-là qui commençait à brûler. Les pompiers s'en étaient chargés. Mais votre mère avait éteint l'incendie. Elle avait eu la présence d'esprit de remplir la baignoire, et elle avait jeté de l'eau et des linges mouillés. Elle aurait pu rester toute seule, une fois dans son lit, elle aurait dormi. Enfin, après, nous avons bien ri, toutes les deux. »

Et toujours, ne pas être une gêne pour ses enfants, c'était une obsession.

« Quand le patient décline, il déprime. C'est le moment d'être attentif car les déments dépressifs ne livrent pas facilement leurs pensées. C'est difficile à cerner pour le praticien. Le patient est découragé, il dit être un fardeau pour sa famille, et celle-ci ne l'intéresse plus », souligne le Dr Thierry Gallarda, du Centre d'évaluation des troubles psychiques et du vieillissement, service hospitalier universitaire du Pr Olie, hôpital Sainte-Anne.

Avons-nous pratiqué la politique de l'autruche ? Elle s'isolait et se méfiait de sa famille, surtout pour ses affaires. Elle ne voulait pas montrer ses comptes.

Débordée par ses papiers, elle préférait payer une étudiante pour les ranger plutôt que de nous les soumettre. La première fois où j'ai rempli sa feuille d'impôts, en février 1998, ou 1999, ma sœur était aussi à la maison, nous n'en revenions pas qu'elle accepte que nous mettions le nez dans « ses » affaires, pourtant peu importantes. Eh bien, cette année-là, elle a récupéré la moitié de sa mise.

Samedi 5 août 2000

Aujourd'hui, ma pensée est saine.

Lundi 7 août

Très fatiguée. De plus en plus ma tête vide. Difficile de me relever, risque de chute très accentué.

Que dois-je faire ?

Ce style télégraphique tranche si crûment avec la façon d'écrire dont elle est coutumière, avec force détails, que j'en suis abasourdie.

Février 2001, je l'emmène faire son premier voyage en Égypte, et le dernier de sa vie. Elle a beaucoup voyagé dans sa jeunesse, puis avec mon père. Elle connaît le Proche-Orient d'avant la guerre des Six Jours, Liban, Syrie, Jordanie, Israël sans *check point*.

La perspective de ce voyage lui fait très plaisir. Elle a déjà du mal à marcher. Elle tombe très souvent. Mes frères et sœur sont affolés ou inquiets. Les jeunes trouvent ça « trop sympa ». Moi qui connais bien ce pays, c'est un de mes meilleurs souvenirs. Les pyramides, le Sphinx, elle est enchantée. Elle visite ce qu'elle peut. Sur le bateau qui remonte le Nil, elle se détend et savoure ce lieu chargé d'histoire biblique. Nous discutons beaucoup. Elle semble moins perdue. Elle s'intéresse. Mais je vois que ses forces déclinent.

Les Égyptiens, qui ont le plus profond respect pour les anciens, l'ont souvent prise par le bras pour l'aider à avancer. Ils l'appelaient *ummi*, « ma mère ».

Le plus mémorable : il y avait une passerelle pour monter dans le bateau à fond de verre à Charm el-Cheikh : elle était terrorisée, ils l'ont carrément portée pour lui permettre d'admirer les fonds marins.

La même scène avait eu lieu à Abou Simbel. Si j'avais su à quel point la visite de ce site avait évolué, peut-être lui aurais-je épargné cela, les navettes bondées de touristes, les horaires serrés. Plus la chaleur. On a visité le temple à toute allure, elle était néanmoins ravie, mais elle disait : « J'ai failli finir par marcher sur le ventre. »

Les Égyptiens ont fait « la chaise » pour l'aider. Effrayée et, en même temps, heureuse de surmonter ses faiblesses.

En décembre 2002, je l'ai prise chez moi, elle pourrait donc passer Noël avec ses petits-enfants. Elle est restée quatre mois.

Elle se plaignait de l'exiguïté de mon appartement, dans lequel je venais d'emménager et dont j'étais ravie. Elle se cognait aux murs et aux meubles, disait-elle.

Elle ne reconnaissait pas le quartier et ne sortait pas volontiers. Dans la rue, elle craignait toujours d'être bousculée, voire renversée par les passants qui nous croisaient. Elle s'effaçait, mettait les mains en avant, toute tremblante, comme pour se protéger, ou se raccrocher à quelque chose. Quant à la prendre par le bras, il n'en était pas question. Elle se dégageait. Puis, finalement, elle acceptait.

Je la revois à cette époque, marchant doucettement au bras de l'un de ses petits-fils. Il avait 17 ans, et la surveillait comme la prunelle de ses yeux. En rentrant, elle coinçait l'ascenseur en voulant ouvrir les portes intérieures à battants avant l'arrêt à l'étage. Elle essayait d'escalader le dénivelé puis était délivrée par la gardienne. Elle ne savait pas ouvrir ma porte avec la clef. Elle restait donc assise sur une marche, l'air désespéré et morne, jusqu'à ce que quelqu'un arrive. Mon voisin la faisait rentrer dans mon appartement. Finalement, tout le monde aurait pu entrer… sauf elle.

Je sors d'un cancer. Sans elle, sans son soutien, sans doute ne serais-je pas là. Dans la voiture, elle pose sa main rassurante sur ma cuisse. Je ne peux pas l'abandonner. Je me sens redevable.

Mais c'est pénible de la voir ainsi se plaindre d'avoir du mal à marcher, elle geint. Ce n'est vraiment pas son style :

– J'ai les pieds ronds.

– Que voulez-vous dire, Maman, par les pieds ronds ?

– Je sens comme si j'avais les plantes des pieds rondes, et que mes pieds ne touchaient pas par terre.

Elle répète :

– J'ai des boules sous les pieds.

J'ai du mal à comprendre, je la regarde avec ahurissement, en cherchant la signification de ce symptôme inédit. Cette réaction l'irrite, et la rend agressive vis-à-vis de moi. Elle décide donc de se débrouiller seule.

Une amie bien intentionnée l'envoie chez un podologue du quartier. Il déclare son impuissance devant ce phénomène. Sans doute est-il trop poli pour parler de « psychique ». Elle revient de ce rendez-vous encore une fois insatisfaite.

Je sens bien que quelque chose cloche, mais on ne veut jamais du pire, pour ses proches comme pour soi-même. Vers qui se tourner et essayer d'obtenir un diagnostic sur cette perte totale de repères ? Je profite de ce séjour de ma mère à Paris pour lui faire passer des examens.

Alzheimer, Parkinson ou dépression des vieillards ? Rendez-vous chez le médecin : « Non, madame, vous n'avez pas la maladie d'Alzheimer, vous êtes déprimée. » Il lui prescrit du Prozac. (Ce traitement sera interrompu du jour au lendemain par le médecin de la maison de retraite où elle entrera.)

Selon France Alzheimer, 860 000 personnes sont atteintes de la maladie. Une sur deux seulement est diagnostiquée.

Un diagnostic très difficile, par défaut.

Selon le Dr Thierry Gallarda, du SHU hôpital Sainte-Anne, la question du lien entre dépression et maladie d'Alzheimer n'est pas résolue : le patient est démoralisé à l'annonce du diagnostic, ou masque à sa famille sa perte de mémoire et présente des symptômes anxio-dépressifs. Le praticien, dit-il, doit prendre en compte

« les antécédents de dépression, les fugues et chutes répétées, les répétitions de stress, le désarroi, l'isolement ou le retrait social, le ralentissement psychomoteur, la mélancolie, l'insomnie, le pessimisme, l'agitation, l'agressivité ».

« La maladie est difficile à cerner pour le médecin, qui doit déceler le stress précoce. La maladie d'Alzheimer est une forme particulière du handicap. Il est important de repérer des symptômes dépressifs. La maladie ne se résume pas à des troubles cognitifs. Altération de la mémoire, mais aussi perturbation des fonctions supérieures, aphasie, troubles du langage, la maladie d'Alzheimer n'est pas une maladie mentale, mais une maladie neuropsychiatrique. C'est le délitement progressif de la personnalité. »

Mes frères et sœur envisagent la maison de retraite, pour eux la seule solution. J'essaie de collaborer à ce projet. Je m'engage, mais sans une conviction chevillée au corps.

Pendant les quatre mois qu'elle a passés chez moi en 2002, nous sommes devenues très proches. C'est à ce moment-là que, pour la première fois, je l'ai aidée à faire sa toilette. Elle commençait à être égarée, cela s'accompagnait d'une grande angoisse.

Tout dans ma salle de bains flambant neuve était un problème pour elle, ou une gêne : la baignoire en plastique qui glissait, les robinets qui se levaient au lieu de se tourner. Elle ne savait pas tirer une chasse d'eau Geberit, qui justement ne se tire pas mais où il faut pousser un bouton. Pour sortir de son bain, déjà, elle s'aidait en s'accrochant aux robinets. Aïe, aïe, ma belle robinetterie !

Dans son bain, je lui savonne le dos. Elle est apaisée. Ce n'est pas la première fois que je vois ma mère nue, loin de là, car elle n'a jamais caché sa nudité à ses filles. Je lui passe le gant de toilette, geste qu'elle a si souvent fait dans notre enfance.

Elle m'en a tant fait baver pourtant ! Ce geste tout simple, inversé si je puis dire, nous rapproche. C'est idiot. Cela nous permet d'aller au-delà des reproches, et même de faire la paix. Depuis, c'est un geste que j'accomplis fréquemment, et je sens qu'elle est contente.

À cette époque, faire sa cuisine commence à la dépasser. Elle est perdue dans l'espace. Même si son déjeuner est préparé dans le réfrigérateur, elle n'y touche pas.

Encore et toujours, cette volonté de ne pas « être une enquiquineuse ». C'était une obsession. Elle aurait dormi par terre s'il avait fallu !

Mais ses affaires traînent partout, alors qu'elle est très ordonnée. Elle commence à être incontinente et le vit très mal. Elle oublie de jeter ses protections usagées. Ce n'est pas son style. C'est déroutant pour moi.

Ce printemps 2003, notre mère va faire l'expérience de la maison de retraite. Pour faire plaisir à ses enfants et se rapprocher de ses petits-enfants. Le but est de les voir plus souvent.

Des années auparavant, se sentant décliner, et pour « ne pas déranger ses enfants, ne pas être une charge », elle avait pris contact avec les Petites Sœurs des pauvres, mais du fait de ses revenus, ce n'était pas pour elle.

Être un majeur protégé

Nous sommes donc fin 2002, début 2003.

On en visite, de ces maisons, les plus luxueuses étant automatiquement exclues pour des questions de budget. Avec ses belles-filles, ma sœur, moi. L'objectif n'était pas de prendre une maison médicalisée, c'était sans doute une erreur.

Lorsque dans la première, j'ai vu la directrice lui pincer l'oreille et lui dire « Hein ma p'tite dame, vous serez bien ici », j'en ai eu les larmes aux yeux.

Je suis de permanence à TF1 le week-end du 31 décembre, et je dois, selon notre jargon journalistique, « faire » le réveillon dans une maison de retraite. Pour la familiariser avec l'idée, je décide de l'emmener, d'autant que cette maison fait partie d'un réseau d'institutions de bonne qualité, de surcroît tenues par sa caisse d'assurance maladie. Le réveillon fut très gai, le reportage félicité, mais ma mère fort perdue, et fort triste. Le déclic n'avait pas eu lieu.

À la fondation Jérôme Lejeune, je prends des conseils, et Maman se sent rassérénée par l'approche très humaine de ses responsables. Mais elle n'est pas assez autonome pour leur maison de retraite. Elle passe IRM et scanner sans que le mot « Alzheimer » soit prononcé.

« Madame de Cazaux sait convertir les francs en euros. Elle connaît le nom du président de la République. C'est une vieille dame très craintive et qui a peur de tout. »

Une charmante personne de mes connaissances s'apprête à entrer dans un endroit agréable, plus du genre foyer, un ancien hôtel particulier. Maman pourra voir des personnes comme elle, croyantes et pratiquantes. Nous allons le visiter. Puis rendez-vous est pris avec le médecin, une femme, en vue d'une admission. Et là, elle joue les Tatie Danielle, ou les sales gosses. Elle ne veut pas y aller et offre un visage renfrogné au médecin. Celle-ci lui fait subir une batterie de tests – dont je ne sais rien, puisque je ne suis pas dans le cabinet médical. Elle est déclarée inapte : « Trop peu autonome. » Encore.

Les tournées se poursuivent, une de mes belles-sœurs trouve une place libre, « il faut se dépêcher, d'autres personnes sont sur les rangs ». Elle se décide à entrer dans une maison en région parisienne, au grand soulagement d'une partie de ses enfants.

« C'est la Providence », répète-t-elle à l'envi.

Méthode Coué ? Sans doute. Elle n'y restera pas trois mois.

Le lit est fourni par la maison. Ce n'est pas un lit médicalisé, et il n'a pas l'air très confortable. Néanmoins, mes frères organisent joliment sa chambre avec ses meubles.

Un matin, je viens lui rendre visite à 11 heures, elle est encore dans son lit. C'est tellement inhabituel de sa part, elle que je n'ai jamais vue se coucher au plus fort d'une grippe. Je m'inquiète, et j'apprends qu'elle est sous Tranxène. Un marteau-pilon pour écraser une mouche. Elle n'est pas encore lavée, bien entendu. Cela n'est pas du tout son style.

Du jour au lendemain, plus personne ne l'aidait à faire sa toilette, et elle était totalement désorientée dans cette salle de douches en plastique moulé.

À midi, je l'aide à descendre à la salle à manger. À table, elle a été placée en face d'un vieillard cacochyme, qui éructe à faire de la peine. Elle le regarde, affolée. Elle fait partie des plus jeunes. Elle a 84 ans.

Dans cet environnement, ma mère commence à s'enfermer véritablement dans la maladie : elle développe des idées morbides et de persécution. Elle se sent prisonnière, ce qu'elle déteste par-dessus tout. Élevée à l'école de la brousse, elle a toujours été éprise de liberté.

Elle est persuadée que la nuit, les gens meurent et que les cadavres sont évacués, car elle entend beaucoup de bruit, me dit-elle.

« Ma chambre est située au-dessus du porche, et j'entends sans arrêt claquer les portes », écrit-elle dans son journal.

« Rentrer dans l'institution, dit le Dr Gallarda, est pour le malade comme rentrer dans l'antichambre de la mort ! Cette vie en institution requiert des ressources d'adaptation qu'il n'a plus. »

Elle est triste. On l'empêche de sortir pour aller à l'église juste en face, de l'autre côté de la minuscule ruelle, car on craint qu'elle ne fugue, ne vagabonde ou ne se perde. Elle en est très offusquée, et ne le supporte pas. J'apprendrai plus tard qu'elle a contacté un chauffeur de taxi de Toulouse pour la ramener chez elle, à la campagne.

De nature anxieuse, ma mère amplifie tous les événements. Elle a pris en grippe cette salle de douches d'où l'eau, soi-disant, s'écoule dans sa chambre. Elle déteste avoir des étiquettes sur ses affaires, « comme une pensionnaire », elle ne veut pas que son linge soit lavé avec celui des autres. En effet, nous avions visité une maison où chacun avait son linge lavé séparément. Elle avait mis cela derrière son oreille.

Comme tous les vieillards qui arrivent en maison de retraite, elle décline très vite. Cette institution a fait une demande de mise sous tutelle, qu'elle lui a fait signer. C'est un usage courant. Elle est allée chez un médecin expert. Elle a demandé à être protégée, et ne le veut plus. Tout avec elle est toujours compliqué.

Un jour où je lui rends visite, je découvre le pot aux roses : « Je me sens piégée », dit-elle.

Et de développer une théorie du complot.

Encore une fois, elle accepte, puis recule devant ce qui lui semble irréversible. Elle veut encore décider.

Notre père, qui était très drôle, et qui l'adorait, disait d'elle : « Ma femme est une vraie Normande. Peut'ben qu'oui, peut'ben qu'non. Si je la rencontre dans l'escalier, pas moyen de savoir si elle monte ou si elle descend. »

Elle écrit un ou deux mois plus tard, alors que la procédure est en marche :

> *Ne pas mettre de juge dans nos affaires, c'est la destruction de notre famille...*

20 % des familles seulement peuvent payer l'hébergement en maison de retraite.

« On demande une mesure de protection lorsque les ressources ne suffisent pas à payer la maison de retraite, qu'il faut vendre la maison et que la personne âgée n'arrive pas à prendre une décision, dit Mme Denoix de Saint-Marc, magistrate. La procédure se fait à la demande de la personne, de la famille ou du médecin. Le juge demande une instruction : la composition du patrimoine, s'il y a ou non mésentente familiale. »

Elle me supplie de la sortir de là, et je l'emmène, car elle me crève le cœur. Une décision mûrement réfléchie, en effet j'ai le sentiment qu'elle souffre d'une forme de maltraitance passive. J'en avais longuement parlé avec le frère de mon père, médecin homéopathe. À plus de 80 ans, il aimait tant son métier qu'il l'exerçait encore.

Il la trouvait trop sensible, et d'un tempérament trop inquiet pour pouvoir rester dans ce cadre de vie.

Dans la voiture qui l'emmène à Toulouse, elle passe son temps à regarder ou admirer ses mains, à les faire bouger. Elle retrouve sa maison avec bonheur. Cet été 2003, été de la canicule meurtrière, elle le passe à l'abri, dans sa maison bien fraîche et les volets clos. Cela fait bientôt dix ans.

Cette période, bien sûr, est celle d'un drame familial. Je n'ai pas fait plaisir à tout le monde. Où est la solution ?

La procédure judiciaire enclenchée continue. Ma mère est maintenant sous curatelle, et je suis son curateur.

Madame Denoix de Saint-Marc note : « Le juge des tutelles préfère toujours favoriser quelqu'un de la famille par rapport à quelqu'un de l'extérieur qui demandera une rémunération à chaque intervention, à chaque opération. Cette procédure est traumatisante pour la personne et pour la famille. Chacun a sa propre conception de la marche à suivre, les rivalités d'enfance enfouies ressurgissent. Oui, c'est vraiment traumatisant de voir sa mère diminuée. »

Seulement 1 % de la population française est sous tutelle, curatelle ou sauvegarde de justice. Ma mère m'avait signé une procuration générale chez le notaire. Selon moi, il vaut mieux se contenter de cela que d'aller devant le juge. Pour des problèmes uniquement financiers, toutes les affaires de famille sont déballées, amplifiées. C'est un séisme, un cataclysme, une bombe atomique dans une famille. S'il est des familles recomposées, la nôtre est une famille décomposée. Nous en avions déjà fait l'expérience dans les années 1980. Il me semblait tout à fait inutile de revivre ce cauchemar, notre patrimoine n'étant pas énorme.

Ces mesures de protection ont été toilettées. Il était temps. Cela n'avait pas été fait depuis la guerre.

On trouve sur le site du ministère de la Justice ces informations :

> *La loi du 5 mars 2007 a d'abord limité le prononcé d'une tutelle ou d'une curatelle aux seules personnes atteintes d'une altération de leurs facultés personnelles. Avant de prononcer une telle mesure de protection, le juge des tutelles doit désormais vérifier que la personne souffre d'une altération de ses facultés mentales ou corporelles de nature à empêcher l'expression de sa volonté, et qu'aucune autre solution de protection (procuration, règles relatives au mariage et aux régimes matrimoniaux et mandat de protection future) n'est suffisante. L'étendue et le contenu de la mesure doivent, en outre, être adaptés aux stricts besoins de la personne.*
>
> *Par ailleurs, le juge des tutelles ne peut plus se saisir d'office à la suite d'un signalement des services sociaux ou médicaux. Ces derniers doivent désormais saisir le parquet. Dans la loi du 5 mars 2007, la volonté de la personne vulnérable est également mieux prise en compte.*

Moins de quatre ans plus tard, ma mère n'aurait sans doute pas eu à subir cette procédure.

Bientôt, au bout d'un an à peine, elle sera sous curatelle renforcée. Pourquoi ce durcissement, et cette ordonnance du juge ? Pour me rendre la vie plus facile, me dit-on.

Je dois justifier ses comptes. Je le fais sur Excel. Mais les papiers fournis par le tribunal de grande instance de Saint-Germain-en-Laye sont plutôt prévus pour des personnes placées en institution. Je passe un temps fou à refaire mes additions, car mes rubriques ne correspondent pas à ce papier officiel, vieux comme Mathusalem. L'heure du déjeuner, souvent, y est consacrée. Le juge des tutelles n'est pas satisfait, ou la greffière. Je devrai recommencer trois fois.

Alors que je compte le moindre sou, que je calcule au plus juste, que je fais « le travail de bon père de famille » attendu par la justice, j'ai l'impression d'être un bandit de grand chemin, un détrousseur. Et ce travail ne me rapporte pas un centime, alors que la maison de retraite aurait pris une rétribution de 5 % sur chaque opération.

Deuxième partie

De tout ton cœur honore ton père
Et n'oublie pas ce qu'a souffert ta mère
Souviens-toi qu'ils t'ont donné le jour
Que leur offriras-tu en échange de ce
qu'ils ont fait pour toi ?

Ben Siraq le Sage

Rester chez soi

« Je suis déboussolée. »

Cela se passe le plus souvent en milieu d'après-midi. Mais il n'y a pas de règle. On peut être assises au soleil dans le jardin, tranquillement, quand fuse la question : « Alors, ici, où est-on ? On est chez les Untel ? »

L'appartement de son adolescence, ou chez son fils. Pas de cohérence. Mais une angoisse et, pas loin, la démence. Et tous les jours, sans s'impatienter, mais fermement, rassurer. Pour la énième fois, je lui dis :

– Vous êtes chez vous, dans la maison que vous avez arrangée avec Papa.

– Oh, quelle chance !

Cela me réconforte pour tout le mal que je me suis donné et que je me donne quotidiennement pour la garder chez elle. Cette décision folle, sans aucun doute, la rend heureuse. C'est vrai, la préserver chez elle a permis de la conserver en vie, et en relative « bonne santé ». Non, ma mère n'est pas une quantité négligeable, que l'on peut laisser au triste sort que lui réserve une maladie encore mal soignée.

Malgré les difficultés extrêmes, je reste persuadée que maintenir une personne âgée dans son état à son domicile est la meilleure solution, la moins traumatisante, la moins abêtissante. Cela doit en principe coûter moins cher à la collectivité et au particulier qu'une maison de retraite, tout en lui permettant de garder ses repères.

Il existe très peu de structures destinées véritablement aux malades atteints d'Alzheimer. Si cette maladie est une forme de handicap, comme le décrètent les chercheurs, il est urgentissime de dénicher des solutions, et pas uniquement des accueils de jour, comme il s'en crée, des crèches pour vieillards. Ou bien de trouver des formules dispensant des aides efficaces aux familles touchées de plein fouet. Si l'on multiplie le nombre de malades par le nombre d'enfants et de petits-enfants, on arrive au chiffre de quelque 5 millions d'individus, de civils innocents, qu'il faut à tout prix secourir, et pas seulement à l'horizon 2030. C'est aussi une question de solidarité nationale. L'anormalité au début du XXIe siècle effraie encore davantage qu'aux siècles précédents, dans notre société où vieillir est une anomalie. « Nous devons admettre que vieillir n'est pas une maladie », dit Valérie Rosso-Debord.

En attendant, nous nous débrouillons. Pour se faire aider dans tous les gestes de la vie quotidienne, ma mère dépense plus des deux tiers de ses ressources. Et pour trouver une personne compétente et humaine qui ne demande pas la lune, c'est la galère, la rame. La débrouillardise. Je vais passer mon temps à additionner, soustraire, compter pour m'en tirer avec son budget. Je tiens serrés les cordons de la bourse pour offrir à ma mère une bonne nourriture et son confort. Heureusement, nous avons été élevés dans les bonnes vieilles vertus bourgeoises, catholiques ou militaires d'économie.

Pas de gaz de ville, quatre mini-bouteilles par an, 60 euros. Depuis belle lurette, nous avons des ampoules basse consommation, et bien avant le premier choc pétrolier et l'heure d'été, nous avons pris le pli d'éteindre derrière nous. Et le prix du fuel, et celui de l'eau !

Pour l'habillement, le linge de maison, je cours les dégriffés de magasins d'usine, les marchés de campagne ou de bords de mer. Une fois, je déniche deux jupes et un tricot ravissant pour 10 euros. Je suis ravie. Ça prend du temps. Ma sœur aussi est une adepte de la chine vestimentaire, du « décrochez-moi-ça », et avec du goût, on fait des affaires. Notre mère est habillée simplement et joliment, comme elle a toujours aimé l'être, et elle est loin d'y être indifférente.

Quant aux caisses de retraite, elles ont décidé de verser leur règlement par trimestre… le 2 ou le 3 du trimestre en cours. Mais les salariés sont payés en fin de mois, c'est d'une logique implacable. Les jonctions requièrent de savoir jongler, d'autant que le quatrième âge sous curatelle n'est pas autorisé à avoir son compte en banque à découvert. Alors je pioche dans le mien ! Dommage que le gouvernement précédent n'ait découvert cet écueil que lors de la campagne présidentielle de 2012.

Donc, je travaille à Paris, et j'ai fait ce choix de garder ma mère chez elle. Mon métier de journaliste m'oblige à travailler pas mal de week-ends en échange de récupérations.

À chacun son truc. Certains trouvent leur voie ou leur bonheur en parcourant les chemins de Compostelle. Je ne m'en sens pas capable. Moi, mon truc, c'est de soigner les malades. J'ai été hospitalière à Lourdes, secouriste à Beyrouth durant les années de guerre, volontaire chez mère Teresa à Calcutta et à Sanaa, fait de l'humanitaire avec sœur Emmanuelle au Caire en 1983, alors que personne ne parlait encore des chiffonniers du Mokhatam.

Comme nous sommes pyrénéens, nous allions souvent à Lourdes. Je n'ai aucune gêne avec les malades. Faire la toilette de ma mère ne nous pose aucun problème de pudeur. Quelquefois, elle me dit :

– Pauvre Geneviève, ce n'est pas drôle pour toi.

– Pour vous non plus, Maman, ce n'est pas drôle.

Le tiers-monde m'a formée. Moins respectueux peut-être que nous des droits, plus durs que nous devant la vie, les Orientaux, les musulmans sont en revanche indéfectiblement respectueux devant la vieillesse de leurs parents. Jamais l'idée ne leur viendrait de les abandonner à leur détresse.

Comment dénicher une personne qui vive à demeure avec cette personne âgée de plus en plus dépendante, et qui soit assez souple pour accepter de calquer ses horaires sur mon rythme ? Ou comment vais-je m'adapter ?

L'organisation est un casse-tête. Étant grand reporter, ma fonction est de partir en reportage. Par la suite, je m'arrangerai pour caler assez souvent des missions en Midi-Pyrénées. Je pourrai ainsi y prendre mes jours de récupération ou un week-end.

Je me suis déjà donné un mal de chien il y a quelques années pour constituer des dossiers, trouver une personne qui l'assiste dans sa toilette tous les matins. À mon bureau, je n'ai qu'à tendre la main pour me procurer brochures et documents édités par les pouvoirs publics et destinés aux reporters en quête de sujets. Y fourmillent quantité d'adresses utiles pour les soins à domicile en région parisienne. Mais ici, en province, et de surcroît en milieu rural, pourtant en phase d'urbanisation galopante, c'est le vide sidéral et sidérant. Le désert des Tartares. Même pour une simple aide à la toilette, je me heurte à une multiplication de complications. Incroyable mais vrai.

Dans le domaine de l'aide à la personne, tout est cloisonné par canton. Logique, puisque le social dépend du conseil général. Mais est-ce logique qu'une personne de notre village, que nous connaissons bien, ne puisse intervenir chez nous car elle est employée sur le canton voisin ? L'ADMR (Aide à domicile en milieu rural, le *nec plus ultra* de l'aide à domicile) tourne au ralenti dans notre secteur. Compliqué. Vous ne dépendez pas de ce secteur ? Vous ne pouvez pas accéder à notre association. J'apprends donc à déchiffrer les arcanes. Chez nous, l'Association cantonale des emplois à domicile se développe doucettement. Cela permet des emplois féminins « non délocalisables », comme on dit dans l'administration, des emplois « *al país* ». Pendant des années, j'aurai recours à elle, d'abord pour une toilette quotidienne, puis deux fois par semaine, en soutien logistique et moral de l'aide à domicile.

Autre incohérence, les cabinets d'infirmières dans le secteur sont surchargés, celles-ci « n'ont pas le temps de faire la toilette de personnes qui ne sont pas alitées ». À une vingtaine de kilomètres, une amie de ma mère, qui, elle, a une tête solide comme le roc et se déplace munie de chaussures montantes et d'une canne, reçoit la visite de l'infirmière trois fois par semaine pour l'aider à prendre sa douche. C'est bizarre.

Chez les aides-soignantes, la liste d'attente est longue comme un jour sans pain. Ma mère est inscrite, mais sans grand espoir, me dit-on. Il faut mettre des barres comme ceci, comme cela, des normes hospitalières. Et pourquoi pas des agrès, un trapèze ? Non, ce n'est pas une plaisanterie.

Ma mère a désormais besoin de quelqu'un en permanence. Je dois dénicher une aide à domicile qui reste jour et nuit. Je scrute les Pages jaunes, Internet, les sites des ministères. Bien sûr, je vais être informée, mais la solution ne sort pas de l'ordinateur comme le bon génie de la lampe d'Aladin.

Je m'attaque aux associations, Adi Dom, Domidom, Domicilement Vôtre, Dimdamdom, Prodomus, Proxichose ou Proximachin, *ad vitam aeternam* et *tutti quanti*, tout ce qui a trait à l'aide à domicile dans la région toulousaine. Des petites entreprises efficaces d'aide à la personne, il s'en est fondé beaucoup ces vingt dernières années. Leur champ d'action se limite au secteur urbain, ou à des aides classiques. À chaque fois, j'obtiens la même réponse : « Non, nous ne faisons pas ce genre de services. »

Je m'épuise dans ce tour des associations. Une amie, présidente d'Alzheimer 31, me dit qu'eux-mêmes ne proposent pas ce genre d'informations et de services. Désormais, je vais recourir à mes propres moyens. Quelle formule vais-je adopter, ou peut-être adapter, puisque le terrain semble être en friche ?

Pourquoi ? Il y a pourtant une niche d'emplois potentiels. Cela pourrait être une pépinière. Toutes mes amies dans la même situation se heurtent aussi à cette difficulté. Cette formule, cela n'existe pas.

L'une d'elles cependant me signale une association en région parisienne, à Saint-Germain-en-Laye. Elle a eu recours à ses services pour sa mère dans le Bordelais. « Une bonne adresse, de toute confiance », m'assure-t-elle.

Je n'ai pas ses moyens financiers, néanmoins j'ai pris contact, puis longuement hésité. Cela paraît insensé de chercher si loin. Et puis, cela coûte une petite fortune. Il faut déposer une rétribution à l'association. Celle-ci va me fournir, non pas d'un claquement de doigts, mais presque, une « intervenante ». C'est le terme employé. Pas vraiment beau. L'auxiliaire de vie doit accomplir une palette de tâches. La toilette, bien sûr, mais aussi les repas, le ménage, l'entretien du linge.

Trois personnes se succéderont, la troisième reviendra plusieurs fois pour des missions d'un mois ou deux. L'avantage, c'est qu'elles sont, en principe (ce n'est pas forcément exact), formées. Je suis tranquillisée, l'association, normalement, s'occupe de la liaison entre son personnel et la famille. Les tarifs sont fixés par l'association, mais c'est l'employeur qui rétribue et qui paie les frais de voyage. Normalement, je suis donc à l'abri des mauvaises surprises.

Au moment de leur départ, elles laisseront tout impeccable. Draps repassés, couvertures et couettes pliées, parquet rutilant, et même le réfrigérateur nettoyé. L'habitude de l'association. Il faut que je savoure cette chance, quasiment un luxe, car cela ne se reproduira guère. Je ne le sais pas encore.

Pour mon travail, c'est super. Je ne vais pas descendre tous les week-ends, puisque ces dames ont une période d'action délimitée. Le problème, c'est qu'elles n'habitent pas la région, et ne sont pas véhiculées. Mais j'ai des amies, et toujours notre Martine, qui sont là pour prendre le relais. La débrouille, encore la débrouille.

Quelle organisation de titan à mettre sur pied ! Et quel rythme ! Je descends de Paris en avion ou en voiture, quelquefois pour un week-end. Le samedi matin, levée dès potron-minet, je vais au marché. Marché de plein air, puis supermarché, puis dans un hard discounter. Ma voiture déborde de victuailles, de produits ménagers, de papier-toilette, de couches pour adultes, de produits d'hygiène. Le samedi après-midi, je prends l'habitude de remplir le réfrigérateur de fruits et légumes frais, le congélateur de viande et de poisson. Je passe mon temps de repos à préparer des petits sachets congélation pour deux portions, de bonnes soupes de légumes qui prennent aussi le chemin du congélateur.

Une jeune femme, envoyée par l'association chic et chère de Saint-Germain-en-Laye, dès sa descente du train, me signale que son régime alimentaire quotidien se compose de trois pommes granny-smith, de flocons d'avoine et de yaourts. J'ai du mal à cacher ma surprise, et une certaine inquiétude. Arrivée à la maison, ses bottines à petits talons résonnent sur le carrelage. Ma mère imite ce bruit, d'un ton agacé : « Tac, tac, tac… » Plutôt intimidant, comme entrée en matière. Du coup, elle va se changer et enfiler des chaussures plus adéquates.

Je reste quelques jours pour la mettre au courant. Je fais la cuisine, et, contrairement à ce qu'elle m'avait annoncé au début, elle y fait largement honneur. Je m'en félicite et cela m'amuse. Férue de diététique, elle-même fait très bien la cuisine, et soigne Maman aux petits oignons. Le petit déjeuner est digne d'un palace, la collation de la matinée constituée d'un fruit artistiquement découpé. Petites compotes. Petits gâteaux de semoule pour le goûter.

Énergique et maniaque de propreté, elle passe l'aspirateur tous les jours. La maison est nickel. Elle nettoie les placards de la cuisine, alors que je n'aurais jamais osé le lui demander. Haute comme trois puces à genoux, menue, elle part courir lorsque la femme de ménage arrive.

Le revers de la médaille. Fragile psychologiquement, elle raconte ses peines de cœur à Maman qui n'y comprend goutte, ou que cela agace. Derrière son dos, elle me fait signe en passant la main sur sa joue, et murmure que « ça [la] rase ». Un matin de janvier, la jeune femme me téléphone, affolée, à mon bureau. Plus de chauffage. Habituée aux appartements parisiens, elle se trouvait assez couverte en petit jogging. La chaudière a ronflé, ronflé. Il n'y a plus de fuel. La tuile ! La cuve était pleine. La quantité prévue pour quatre mois n'aura duré que deux. Le temps que le fuel soit livré, que le plombier vienne réparer la chaudière qui a fonctionné à vide, ma mère va crever de froid. Une amie apporte un poêle à pétrole pour la nuit. Ma mère est solide.

Sur le moment, je suis fortement a-ga-cée ! À distance, je lui botterais bien les fesses, à cette gamine. Je fais mes démarches soit à voix basse, soit sur mon portable dans le couloir pour ne pas ameuter toute la salle de rédaction sur mes difficultés domestiques. Étant donné les tarifs demandés par son association, j'aimerais éviter de tels écueils de parcours.

Elle est remplacée par une aide-soignante à la retraite. Quasiment la perfection. Gentille, polie, sympathique, bonne cuisinière, soignée, discrète. Cette fois-ci, je suis en totale confiance. Nous nous entendons bien. Elle connaît son métier, et pour ne rien gâter, la vie avec elle est agréable. Eugénie, ce n'est pas un second, mais un capitaine de vaisseau au long cours, qui ne passerait pas par le cap Horn et les quarantièmes rugissants. Elle sait prendre des décisions. Elle a travaillé dans un hôpital et comprend les contraintes de mon entreprise. Avec elle, je peux repartir l'esprit serein.

Son frère habite Toulouse, et en mon absence, il vient déjeuner le dimanche, cela lui apporte une distraction. Ou alors, il vient la chercher lorsque je prends le relais. Si je descends de Paris en voiture, je la lui prête, et elle va prendre l'air.

Elle reviendra plusieurs fois pour des périodes ponctuelles, en indépendante. Mais elle aussi s'occupe de sa vieille mère en Normandie. Souvent, son portable sonne. Justement, alors qu'elle s'occupe de la mienne, sa mère est malade, alors elle doit donner des conseils à la personne qui la remplace, et elle s'inquiète. Je vois qu'elle a les mêmes soucis que moi.

Cette association revient cher, j'ai puisé dans les réserves. Ce n'est pas très raisonnable si je ne veux pas que l'argent fonde comme la banquise en plein réchauffement climatique. Et puis, la directrice prend sa retraite. Je n'ai pas envie de repayer une cotisation à la nouvelle direction.

Évidemment, quand on y met le prix, on trouve, sans doute. Une association de Toulouse me fait un devis. Il leur est difficile d'accorder ma demande à leurs prestations. Oui, vous comprenez, ça n'existe pas, mais on va quand même essayer. Résultat : 4 500 euros net par mois. Le salaire d'un cadre supérieur, ou le prix d'une maison de retraite cinq étoiles. Maman ne peut pas se permettre de dépenser pour une aide plus qu'elle ne touche. CQFD. Même si je prends sur ses économies, cela ne peut pas durer.

Beaucoup de personnes âgées sont confrontées à ce problème financier. Ont-elles un autre choix que de puiser dans leur pécule ? Et quand il n'y aura plus rien ? Quelle source d'angoisse quand on vieillit !

Pas question de continuer à engager la quasi-totalité des revenus dans un emploi hors charges salariales. J'explore, je cherche tous azimuts. Bouche à oreille, petites annonces, Internet, aucune piste n'est négligée.

Pendant mon temps libre, je fais passer des entretiens. Cette quête de l'aide à domicile est fastidieuse, et pleine de déceptions. Je constate que beaucoup de personnes sont prêtes à bousculer leur vie privée pour travailler.

Mais la formation requise n'est pas toujours au rendez-vous.

Le système, ou la quadrature du cercle

« Mais vous avez bien l'APA, l'aide personnalisée d'autonomie ? » me demandent les candidates au poste, pensant ainsi avoir tout résolu, tout compris, justifiant des prétentions salariales que je trouve exagérées. L'APA, censée être le sésame, la panacée.

Je rencontre une jeune femme, la petite quarantaine. Élégante et soignée. Bien organisée. Avec ses amies, elle forme un réseau rodé qui fonctionne à merveille. Elles gagnent bien leur vie. À trois ou quatre, elles se relaient. L'une vient pour le petit déjeuner, et repartira au moment du dîner, tandis que son acolyte la remplace pour la nuit. Une troisième viendra le lendemain, et ainsi de suite. Je montre la chambre. C'est l'une des plus jolies de la maison, et c'est la seule qui soit libre. Elles devront donc l'utiliser à tour de rôle. Cela ne les gêne pas, elles y sont manifestement accoutumées. Elles apportent leurs draps.

Cette personne m'explique qu'elles habitent Toulouse ou les environs. Le prix, c'est les yeux de la tête. Ou la tête du client. On essaie. Pas moins de 100 euros par jour. Plutôt 150 euros. C'est le prix d'une maison de retraite. Elles ne travaillent que trois jours de suite par semaine. Car après tout, il faut bien vivre, respirer et s'amuser.

Un tarif pour la nuit tranquille, un autre pour la nuit où l'aide doit se lever deux fois. Le calcul est vite fait. Pour une semaine, il faudrait 1 000 euros au bas mot. Plus le remboursement des frais d'essence.

Si ça marche, tant mieux. Sinon, au revoir et merci. De toute façon, c'est censé être couvert par l'APA. Le conseil général donne tant, on demande tant. En plus de son coût prohibitif, ce système ne me convient pas, car cela fait trop de personnes, et ce remue-ménage risque de troubler ma mère.

Voici l'un des écueils où s'échouent tant de familles dans le maintien à domicile : le financement de ces auxiliaires, leur paiement tout simplement. Ni assez aisées pour ne pas se faire de soucis pécuniaires, ni assez nécessiteuses pour percevoir la panoplie de toutes les aides de l'État. La gigantesque classe moyenne qui constitue la grande majorité de la population française. Car, malgré une éducation soignée, une solide culture générale, une maison agréable, sans plus, nous appartenons bel et bien financièrement à la classe moyenne. Celle qui est toujours un tout petit peu au-dessus des critères d'aide et ne peut en bénéficier.

Une personne d'âge mur m'affranchit au sujet de l'APA, car je lui semble si naïve : « La dame dont je m'occupe, eh bien, elle a deux appartements, et elle touche 1 000 euros par mois. » Je tombe des nues, et pense qu'elle est très mal informée, malgré son ton catégorique.

Les auditions se poursuivent, c'est comme si je faisais passer un casting, mais j'ai la peur au ventre. Si jamais je ne trouvais pas ! Deux très jeunes femmes viennent se présenter ensemble. Elles habitent à quelques kilomètres de la maison, l'une a charge de mari et d'enfant. Elles peuvent faire chacune quinze jours d'affilée, pour 1 700 euros chacune. Net, logées, nourries. En mon for intérieur, je m'étrangle. Un physique agréable, un capital sympathie, de l'expérience. Mais le salaire est excessif pour la bourse de ma mère. « Et puis, il y a l'APA ! » Encore ! Voilà donc un mythe qui semble bien accroché.

Une autre exige 2 000 euros par mois, justifiant ses prétentions par le fait qu'« il faut faire de la présence ». Moi aussi, quand je suis de permanence, à partir de 8 heures le matin et jusqu'à la fin du journal de 20 heures, je fais « de la présence ». Imperturbable, je me vois pourtant comme dans la série américaine *Ally McBeal* prenant la susdite personne par la peau du cou pour la balancer par la fenêtre. Mais je continue à sourire : « Madame, nourrie, logée, avec les charges, votre salaire net équivaut à celui d'un cadre supérieur. D'autre part, avec le taux horaire du temps de travail et la législation, je suis hors cadre du droit international du travail. Au revoir, madame. Merci, madame. »

À titre de comparaison : une infirmière à l'hôpital, en chirurgie, touche après vingt ans de carrière un salaire brut de 2 000 euros. Tous les jours, elle voit des plaies effroyables, et des cas plus graves que la vieillesse, dont après tout on ne fait que mourir. Vraiment, quelque chose ne tourne pas rond dans ce pays.

Si seulement il y avait un vrai système de financement, un barème, des grilles de salaire. Mais non, à chacune son tarif, auquel s'ajoutent les heures travaillées et les heures « responsables » prévues pour la présence et moins payées. Il y a vraiment de quoi s'arracher les cheveux !

« En France, on n'a pas le droit d'employer quelqu'un plus de quarante-cinq heures par semaine. C'est la problématique, avec le Bureau international du travail. 2 000 euros par mois, pour une auxiliaire de vie, cela correspond à plus de quarante-cinq heures par semaine. Pour une personne à domicile, il faut réfléchir à un système de forfait. Tout cela doit rentrer dans le processus de la convention collective », précise Valérie Rosso-Debord.

Parfois, j'ai l'impression de marchander, et je ne suis pas fière, mais comment puis-je faire autrement ? Après tout, en l'absence de normes, il faut bien fixer soi-même les bornes des exigences salariales.

Être logée, nourrie, chauffée représente un avantage non négligeable. Tous les salariés qui partent en mission en sont bien conscients, malgré les servitudes inévitables. Cela apparaît sur le contrat de travail.

En ce début 2007, rester dans la légalité et dans mon budget va devenir mon souci quotidien. Le particulier employeur avance dans le flou mais n'a pas droit à l'erreur. Tous les jours, je suis confrontée à des situations absurdes, codifiées sans l'être totalement.

Une profession sans convention collective réelle peut entraîner des dérives. Je m'y suis heurtée comme tant d'autres. Mais, pour cause de crise, cette mise en place d'une convention collective, estimée à une cinquantaine de millions d'euros, ne verra pas le jour sous la présidence de Nicolas Sarkozy.

L'ACEF, l'Association cantonale des emplois familiaux, facture l'heure 18,33 euros, charges comprises, un taux horaire fixé par le conseil général. Ce n'est pas un emploi de gré à gré, mais un emploi avec l'agrément. Des subtilités pas toujours faciles à comprendre. Leur auxiliaire de vie qui vient à la maison deux heures par semaine ne touche que la moitié de ce que je paie. Mais l'association a des charges sociales, elle, ce qui sous-entend que je n'en aurais pas.

Valérie Rosso-Debord admet les failles du système, qui seraient dues en partie, selon elle, à ce défaut de convention collective : « Les associations ont des coûts de fonctionnement. Les familles trouvent ce coût insupportable et vont préférer prendre un emploi de gré à gré. Du coup, vous n'avez aucune garantie sur les compétences des personnes que vous employez, aucune visibilité ni évaluation. Il faut professionnaliser les associations qui sont délégataires de l'argent public, via la défiscalisation et l'APA. »

Dans ce maquis, dans cette jungle de l'aide à la personne, le vieillard ne serait-il qu'un débouché, un marché ? La personne âgée vue comme un business, surtout lorsqu'il s'agit de ma mère, cela m'agace légèrement.

Je reçois une lettre du conseil général de la Haute-Garonne en date du 10 mars 2011.

> *Vous avez bénéficié en 2010 de l'allocation personnalisée d'autonomie à domicile. Vous utilisez un intervenant de gré à gré. À compter du 1er février 2011, le tarif horaire est de 12,40 euros.*
>
> *Je vous rappelle que ce tarif inclut :*
>
> ✓ *Les salaires nets de l'intervenant*
>
> ✓ *Les charges sociales (salariales et patronales)*
>
> ✓ *10 % de congés payés.*
>
> *L'APA est composée de la part versée par le conseil général et de la participation éventuelle à votre charge.*
>
> *Veuillez agréer, etc.*

Cela me permet de vérifier qu'avec le salaire que je propose, je suis bien dans la légalité. Tant mieux, parce que les doutes commençaient à m'ébranler.

L'année précédente, le tarif horaire tournait autour de 11 euros, toujours avec les mêmes conditions.

Très précieuse, l'APA perçue par ma mère n'est pas le pactole. Elle dépend des ressources et ma mère touche 104 euros et quelques mensuels.

Le social est une des prérogatives du conseil général qui peut décider, en toute souveraineté, de la part attribuée au domaine social. Peu ou prou, ou pas du tout d'APA.

Dans le cas de ma mère, il lui est accordé 40 heures par mois, dont 90 % sont à sa charge. Elle est pourtant à ce moment-là avec un GIR 2 (invalidité reconnue), c'est-à-dire avec une dépendance forte, le GIR (Groupe iso-ressources) étant compris entre 1 et 6.

Dans cette somme, 104 euros et des poussières, il faut inclure l'aide pour les protections diurnes et nocturnes, ainsi que les alèses. Pas données, pas remboursées. L'incontinence est cette infirmité terrible, et taboue, que partagent les personnes âgées. Il m'a fallu beaucoup de temps pour chercher et trouver ce qui se fait de mieux et de moins cher sur le marché. Je cavale d'un supermarché à l'autre. Sur les rayons, dans un coin retranché, sont disposées protections anatomiques, culottes rembourrées, bref, tout un arsenal pour une étanchéité maximale. Pas question de mettre à ma mère ces affreuses couches-culottes, dites pudiquement « changes complets », qui se scotchent sur les côtés et qui font ressembler ces pauvres vieillards à de monstrueux gros bébés. Sûrement utiles et très pratiques si le malade est grabataire, mais je trouve que cela réduit la dignité de la personne humaine au-dessous de zéro. Dégradant et régressif.

Hiver 2010. On reparle d'autonomie, du plan Sarkozy. En entendant mes confrères traiter de l'APA, je tends l'oreille. Il est question de sommes astronomiques, 500 euros au bas mot. Je bondis. J'ai un grand respect pour mes jeunes confrères, mais ces chiffres sont inexacts. J'imagine qu'ils se sont renseignés, informés. Ils ont fait leur enquête.

Qui donc a pu leur donner ces chiffres ? Quelque service de presse de quelque ministère concerné ?

Ah, vite, donnez-les-moi, ces 500 euros, je m'épargnerai bien des migraines à restreindre les dépenses !

Pour tordre le cou à ces idées reçues sur l'APA, selon le ministère des Solidarités et de la Cohésion sociale qui diffuse ces informations :

> *Au 30 juin 2010, 1 174 000 personnes étaient bénéficiaires de cette aide personnalisée d'autonomie, dont le montant maximum varie de 1 235 euros pour un GIR 1 (très invalide) à 530 euros pour un GIR 6 (avec des centimes en plus), sous conditions de ressources.*

Rien à voir donc avec les chiffres diffusés sur nos antennes.

Pour Valérie Rosso-Debord, « l'APA constitue une totale rupture d'équité nationale. L'APA est donnée différemment selon l'endroit où vous vous trouvez sur le territoire français. Or, l'impôt est national. C'est injuste. 80 % de l'aide à la dépendance sont faits sur le budget de l'État ».

Dans le cas de ma mère, l'APA couvre 10 % de ses besoins. C'est toujours ça, mais c'est bien peu dans un budget.

Heureusement pour elle, ma mère est au-dessus du minimum vieillesse. La demi-retraite de réversion de mon père s'élève à peu près au double de la retraite moyenne des femmes. Cependant, si le salaire de l'aide à domicile tourne autour de 1 600 euros net par mois, il reste environ 200 à 300 euros pour subvenir à toutes les dépenses quotidiennes, alimentation, chauffage, électricité. C'est de la folie furieuse. Que fait-on en cas d'imprévu ?

Bien sûr, ces aides sont insuffisantes pour beaucoup de personnes. Une de mes amies me raconte qu'elle a déjà vendu, pour permettre à sa mère d'obtenir une aide à domicile (une aide que l'APA couvre à raison de 30 %), une partie de sa propre assurance vie. Quel casse-tête et quelle angoisse ! Plus que pécuniaire, l'intérêt de l'APA réside dans le fait d'être rattaché à un secteur, et cette aide de proximité est très rassurante. Quoique sporadiques, les contacts existent réellement.

Je vais payer en CESU (Chèque emploi service universel). Il est normalement conçu pour l'aide à la personne, afin que le particulier puisse embaucher et ne pas payer au noir. Il est censé être souple et facile d'utilisation.

Bien que la réalité soit tout autre, je vais l'utiliser, salaires et charges sociales seront déductibles des impôts. Un avantage indéniable. Résultat : ma mère ne paie plus d'impôts sur le revenu. Toutefois, si elle dépense les deux tiers de ses revenus dans l'aide à la personne, le Trésor public, lui, ne prend en compte que les deux tiers de ses dépenses.

Quant à la souplesse du système chèque emploi service pour un emploi régulier, je commence rapidement à déchanter.

Hors Internet, point de salut. Je vais sur le site des particuliers employeurs, puis sur le site du CESU. Celui-ci propose un contrat type de CDI. En quelques années, cela a beaucoup évolué, sans doute la mesure de cette demande a-t-elle été prise. J'ai du mal à trouver *ma* solution. Un mois à l'essai par exemple.

Je m'en rendrai compte régulièrement, « en situation », lors d'un entretien pour une éventuelle embauche.

Il faut clairement établir que lorsque l'aide de vie ne travaille pas, elle n'est pas payée. Le CESU comprend déjà 10 % pour les congés payés, et expose très clairement le problème des jours fériés, durant lesquels le salarié peut décider de travailler ou non, mais seul le 1er mai est payé double. Salarié et employeur reçoivent des feuillets d'information limpides.

Sommes-nous dans le « contrat de confiance » ou dans l'emploi précaire ? La personne avec qui j'ai pourtant négocié salaire, forfait, conditions de travail et de vie, une fois embauchée, dans les deux ou trois premiers mois fait mine de ne plus comprendre ce système de 10 %. Alors qu'elle sait très bien que le salaire est net, elle conteste ce dispositif. Elle ne touche pas forcément le même salaire d'un mois à l'autre. À la fin du mois où la « nounou de Maman » n'a travaillé que dix jours, elle touche moins. Logique, mais pas pour tout le monde.

Peut-être est-ce difficile à croire ? Les deux ou trois conflits auxquels j'ai été confrontée ont tous eu cette origine. À chaque fois, l'explication explosive a eu lieu dehors, pour que les voisins n'en perdent pas une miette.

Je suis alors pratiquement accusée d'être une exploiteuse, pourquoi pas un « négrier », tant qu'elles y sont. Je suis furieuse, le procédé ne me plaît pas. Je sais par ouï-dire que ces dames ont décidé de partir dans deux ou trois mois.

Manifestement, elles veulent se faire virer en se montrant odieuses, et toucher quelque indemnité de départ. C'est sûrement de bonne guerre.

Je rentre dans la maison, pour plus de discrétion, tandis que se poursuit l'altercation. C'est assez éprouvant, et je crains que ma mère n'en pâtisse. Il lui est très difficile d'entendre parler fort. Mais elle s'en mêle, totalement lucide : « Ça suffit. Vous me cassez la tête. Vous êtes une insolente. Je vous interdis de parler comme ça à ma fille. »

Devant une telle autorité, le ton baisse aussitôt. Compliqué de vivre sous le même toit dans ces conditions ! Heureusement, j'ai l'habitude. En reportage, il peut m'arriver de connaître des situations orageuses.

Le chèque emploi service convient mal à ce type d'emploi à moyen ou long terme. C'est exactement comme si un salarié dans une entreprise n'était pas payé pendant ses vacances. Comme un éternel pigiste. Ce serait un sacré ramdam. Avec sans doute à la clef une petite grève en perspective. C'est tout de même assez révoltant, à la fois pour l'employé et le particulier employeur, qui se trouve en porte-à-faux, sans directeur des relations humaines pour résoudre le conflit.

Pourtant, le chèque emploi service est le seul moyen qui permette ces déductions fiscales. De plus, en tant que bénéficiaire de l'APA, ma mère est exonérée du paiement d'une partie des charges sociales. C'est toujours ça. La perspective d'une remise en question, fin 2010, par le ministre du Budget, François Baroin, de ce « privilège » me fait bouillir. Les sénateurs, toujours sages, ont estimé peu raisonnable d'aller chercher de l'argent sous le pied du particulier employeur âgé.

En 2009, le ministère des Finances octroie généreusement 200 euros de CESU aux personnes non assujetties à l'impôt sur le revenu. C'est le cas de ma mère. Cela tombe bien. C'est pour l'aide de retour à l'emploi. D'une pierre deux coups pour l'État, mais moi, je ne peux payer avec ces 200 euros l'aide à domicile ou la femme de ménage.

Pour les utiliser, il faut passer par une association ayant l'agrément, un organisme prestataire de services. On m'envoie un jeune homme très gentil. Pour lui, c'est un job d'été. Il va passer plus de six heures à nettoyer pratiquement de fond en comble une cuisine de 10 mètres carrés, et une bonne heure pour le carrelage au-dessus de l'évier. J'ai l'impression d'avoir affaire à Hercule curant les écuries d'Augias ! Comme on dit trivialement, c'est si propre qu'on pourrait manger par terre, mais c'est tout de même grotesque.

Cette aide à l'emploi, qui devrait me coûter 9 ou 10 euros de l'heure, m'est tarifée le double : l'association paie des charges sociales. Au lieu d'une vingtaine d'heures, je ne bénéficierai donc que de la moitié. Mais ces 200 euros étaient nets de charges. Pas besoin d'être agrégé de mathématiques pour voir l'absurdité du cadeau. Il n'a d'ailleurs pas été renouvelé.

Je n'étais pas là, mais je l'ai maintes fois imaginé. Sa chambre est un champ de bataille. Le maelström. Sont arrivés pêle-mêle, en vrac et en même temps, le lit médicalisé, le fauteuil roulant dit « de confort » et le fauteuil dit « garde-robe ». Quel nom pudique pour désigner une chaise percée ! Bien à l'image de notre société qui veut tout masquer.

Prescrit par le médecin et commandé à la pharmacie du village par une aide à domicile très zélée, sans même me mettre au courant, tout ce matériel médical, payé par la Sécu, est destiné à améliorer sa vie quotidienne. Son arrivée inopinée a profondément bouleversé Maman. Elle a accusé le choc, et ses jambes ont flanché pendant quelques jours. Elle a refusé de quitter sa chambre. Il a fallu lui monter ses repas.

Elle marchait déjà avec un déambulateur, elle doit désormais accepter ce lit dont on relève les barrières pour lui éviter les chutes. Le côté pratique et confortable, relever la tête, les pieds, le corps entier, le matelas anti-escarres, tout cela, elle ne le conçoit pas. C'est un arrachement que d'abandonner pour toujours le lit conjugal, même si son mari est mort depuis plus de vingt ans. Des petites choses indicibles qui perturbent gravement la personne atteinte de la maladie d'Alzheimer.

À mon arrivée, j'ai ressenti violemment cette révolte, manifestée par le refus de bouger. À force de patience, d'explications, d'exhortations, je l'ai remise sur pied. Tous ces changements étaient trop précipités, trop brutaux, manquaient de la plus élémentaire psychologie. Mais pour l'aide, cette commande massive faisait partie de son job. En tout cas, c'est ce qu'on lui avait expliqué dans sa courte formation.

Quatre ans après, ce matériel est intégré. Quoique.

Assez fréquemment, lorsqu'elle est dans son lit, les barrières relevées, Maman me demande : « Alors, là, où suis-je ? À l'hôpital ? en prison ? »

Ces barrières ont cependant une utilité inestimable, celle de l'empêcher de se lever pour vaquer à de vagues occupations, et surtout de tomber. Elle va apprendre à se servir du trapèze fixé sur le lit. Certes, elle ne fera pas le cochon pendu, mais elle pourra pousser avec les talons pour s'asseoir. Cette coordination des mouvements entre dans notre bataille acharnée contre la grabatisation. C'est ce projet que je propose aux aides. À elles d'accepter de jouer le jeu ou non. Au fil des semaines, Maman décline, c'est inéluctable.

Le maintien à domicile implique tous ces instruments paramédicaux, qui répondent au doux nom d'« aides techniques », plus ou moins payés par la Sécu.

Pour moderniser la salle de bains, le plombier fait un devis de 3 000 euros. Ça ne se trouve pas sous le sabot d'un cheval. D'autre part, j'hésite à changer son environnement, cela bouleverserait ses points de repère.

La représentante d'une société spécialisée vient sur place faire la démonstration d'un appareillage, un siège tournant qui se pose sur la baignoire en toute sécurité. L'essai se fait avec l'auxiliaire de vie. À peine sur le siège, ma mère agite les bras comme un pélican terrorisé et impuissant. Pas très concluant. Donc, immédiatement abandonné.

Il existe aussi tout un système avec poulies et trapèze, des instruments de torture au coût assez élevé. Ce n'est même pas la peine de tenter l'expérience. Notre chère Martine fulmine : « Quand on voit ces émissions à la télé, ces gens qui viennent refaire les maisons des gens, ils ne pourraient pas venir chez les personnes âgées qui ne peuvent pas refaire leur salle de bains parce qu'elles n'ont pas d'argent ? »

Ce serait bien utile, mais pas très médiatique.

Pour trouver un tabouret dont les pieds ne dépassent pas la dimension de la baignoire, cela a été la croix et la bannière, mais j'ai réussi.

J'ai acheté à la pharmacie un déambulateur à roulettes, 45 euros, en plus du déambulateur basique. Un échec total. Car il faut freiner en même temps qu'on marche. Cette coordination des mouvements, ma mère en est totalement incapable. Il a été mis au rancart.

Quant au fauteuil « de confort », il y a sans arrêt un petit truc qui se déglingue, les pneus dégonflés, le repose-pieds qui ne tient pas, les poignées qui glissent. Ça, c'est vraiment dangereux. Le fauteuil est en location, payé par la Sécu. On l'a fait changer trois fois en quelques mois, toujours pour les mêmes raisons.

Le représentant :

– C'est à cause de la désinfection. Les fauteuils ne sont pas neufs.

« Qu'en termes délicats ces choses-là sont dites ! » comme dirait Molière. Sous-entendu : l'ancien utilisateur est mort.

– Je le vois bien, l'accoudoir est déchiré.

– Si vous voulez quelque chose de bien, il faut en acheter un.

Je suis très ferme :

– Il n'en est pas question. Vous devez fournir un fauteuil dont la sécurité soit absolument parfaite.

Excédée, je l'avertis que si je ne suis pas satisfaite de l'échange, je me tournerai vers une autre société.

La pharmacie temporise, discute, car elle est l'intermédiaire entre cette société et nous. À la livraison du fauteuil, les poignées ne tournent pas, enfin. Momentanément, car quelques semaines plus tard, elles jouent de nouveau. Quand, après avoir passé l'après-midi au jardin, on fait monter la marche du perron au fauteuil et que ma mère y est assise, il est plus qu'irritant de se sentir gêné par les manettes. Sans parler du danger de se casser la figure. Finalement, j'obtiendrai un fauteuil presque parfait, anti-escarres.

L'infirmière qui vient régulièrement, et qui a longtemps travaillé à l'hôpital, abonde dans mon sens. Elle est encore plus remontée que moi. Elle rentre chez les gens et connaît précisément l'envers du décor : « Autrefois, personne n'avait de lit médicalisé ni de salles de bains sécurisées et autres choses. On se débrouillait pour faire les toilettes. Tout ce matériel, il est en location. Vous pensez qu'il y a longtemps qu'il est amorti ! Tout ça devient ridicule, avec tout ce qu'*ils* disent sur l'aide à la personne. Tu as de l'argent, ça va, tu n'en as pas, tant pis pour toi ! Les associations d'aides-soignantes n'ont qu'à faire leur travail, répondre à la demande et recruter ! »

Au centre commercial, je discute avec le représentant d'une marque de monte-escalier. J'hésite à équiper l'escalier du fait de l'exercice indispensable de gymnastique qu'accomplit ma mère tous les jours. L'installation de ce matériel coûte au bas mot 10 000 euros. Lui connaît tous les trucs, tous les organismes pour enclencher et déclencher une aide. Il me les énumère. D'abord la caisse de retraite, puis le conseil général, régional, l'Agence nationale pour l'amélioration de l'habitat, la Caisse des handicapés. Il doit bien y en avoir une demi-douzaine.

« Et en plus, vous avez un crédit d'impôt de 2 500 euros. Oui, l'État met sur votre compte en banque 2 500 euros. Si vous ne payez pas d'impôts. » Ce n'est pas tout à fait vrai, mais c'est vendeur.

Le hic, c'est qu'il faut plus de six mois pour constituer le dossier. Affaire à suivre. En tout cas, me voilà informée dans les règles de l'art.

Conscience et perception, Alzheimer, le journal

En rangeant ses étagères et son bureau, je déniche tous ces papiers dans une chemise sur laquelle il est écrit : « Ne pas jeter ». Je ne prends connaissance de ces documents que fort récemment. Des fragments de vie jetés sur des bribes de papier, plus que sur des feuillets. Je n'ai pas le sentiment de commettre une indiscrétion tant je suis devenue au fil des années une aide à sa mémoire, un pense-bête. Et pourtant, ces révélations goutte à goutte me coupent souffle et jambes.

En 1995, après son séjour à l'hôpital Purpan, où l'on n'a rien détecté, elle note ses états de santé d'une écriture très soignée comme d'habitude et de façon très clinique sur un bloc à spirale :

> *Vue très variable, luminosité, éclairs et impression d'absence de la vie*

Tremblements par passes

Écriture saccadée, tremblotée depuis peu

Souvent, je me demande si je ne joue pas la comédie

À la traversée d'une rue : ma tête à gauche, à droite, et encore à gauche, à droite ; je tangue, ou bien c'est le roulis...

Gestes saccadés ou fébriles de temps à autre, quand je verse un liquide ou quand je mets ma fourchette ou ma cuiller à ma bouche

Quand je couds quelquefois aussi

Cet espace entre la comédie et la maladie, les psychiatres eux-mêmes ne savent pas le délimiter. Il semble que ma mère, bien qu'ignorante de toutes ces recherches scientifiques, ait décelé avec son intuition la part d'inconnu.

J'ai l'impression de lire *Le Horla* de Maupassant, ou l'irruption de la démence.

Il y a quelques années, je remarquai sur plusieurs factures de téléphone des sommes importantes qui n'avaient aucune signification. « Horloge parlante : 300 appels » ! J'ai même adressé des réclamations à France Télécom. Ce n'est pas pensable, l'opérateur s'est trompé. Après vérification, le mystère s'éclaircit.

Un jour, en ouvrant un autre de ces nombreux carnets à spirale, je relève tel quel :

Horloge parlante. 10 h 42'36 s 10 h 53'30 s. Samedi 19 août 2006 10 h 54. Samedi 19 août 2006. Tout à fait déboussolée. 11 h 1 minute 20 secondes. Habillée. Je m'étends sur mon lit.

Pourtant, j'avais donné de grands calendriers qui devaient être mis en évidence, des agendas grands et petits, une montre avec de gros chiffres. Justement pour qu'elle ne perde pas la notion du temps et puisse se raccrocher à des repères. Il apparaît que ma préoccupation n'a pas été prise au sérieux par les aides.

Voulant en savoir davantage, non par curiosité malsaine, mais le cœur serré, je m'aventure dans une fouille stricte de ses papiers, que j'entreprends de classer. Vaste tâche.

Cette habitude, cette lubie débute, semble-t-il, début 2006. Elle écrit partout, sur des lettres, des prospectus, des carnets que je retrouve dans ses tiroirs, sur les étagères de sa bibliothèque, au milieu des livres de spiritualité :

Dorénavant « 36 99 ». Horloge parlante.

Le chiffre est encadré. Sur la même feuille :

Pour savoir le quantième du jour, du mois, de l'année.
Dorénavant appeler « 36 99 »
16 h 27 min 30
Dimanche 27 février 2006
16 h 52

Un carnet à spirale, encore un autre. Comme une bonne élève, de l'écriture élégante de celle qui a appris dans son enfance les pleins et les déliés au porte-plume, elle commence une page. L'intitulé « *Journal* » est bien centré, souligné.

Samedi 11 mars 2006 11 h 14 min

Que se passe-t-il

Faut-il appeler Geneviève suivi de mon numéro de portable.

Aujourd'hui 36.99

Jeudi : 18 heures 13 minutes. 18 h.

16 mars 2006

J'ai perdu la tête...

Je viens de l'annoncer à... auquel de mes enfants ?

Jeudi. J'ai perdu la tête. 18 heures

Certitude.

Il a fait très beau cet après-midi.

Donc, elle se souvient du temps qu'il a fait, mais pas du temps horaire et journalier. Bizarre. Elle continue ainsi sur sa page bien nette :

Il est 18 h 3/4 c'est-à-dire 19 heures moins le quart. 18 h 45.

Comme si elle faisait un problème de mathématiques !

Au long de ces pages, elle tente de trouver ses repères et appelle sans relâche l'horloge parlante. Dès qu'elle remonte dans sa chambre, elle s'installe à son bureau. Et le monologue de l'horloge parlante indiquant de sa voix monocorde la fuite du temps peut recommencer. Tandis qu'elle va égrener la lente litanie de ses frayeurs.

Lundi 13 mars 2006. (Sa petite-fille) m'annonce qu'elle attend un bébé. Aujourd'hui lundi 13 mars 2006, j'oubliais déjà cette bonne nouvelle.

Aujourd'hui vendredi 17 mars 2006. 11 heures 38'20 secondes, et le 19 ce sera la fête de St Joseph. Auj. vendredi 11 h 48 ; 17 mars 2006

Nous sommes aujourd'hui samedi 10 heures 31 minutes. 18 mars 2006

L'auxiliaire de vie est déjà passée. 10 h 35 samedi.

Je retranscris le plus fidèlement possible ce témoignage, dans son écriture même, un phrasé haché, et une observation clinique.

Mardi 21 mars 2006

CERTITUDE. Confusion totale de ma part. Trouver une solution à mon âge (6.XII.1918) ? Humainement ? ? avec les fous, déments… ? je ne suis pas déshumanisée. Mais aujourd'hui je ne sais plus.

18 h 30. 18 h 35'.

Mardi 21 mars 2006. J'ai perdu le Nord tout à fait. 18 h 40.

36.99 Lundi. 17 heures 18 minutes. 17 avril 2006 le chat fait sa toilette sur mon lit… Je m'en passerais bien… Lundi 17 h 29 minutes 17 avril 2006

Sur plusieurs pages s'étendent les mêmes annotations, les mêmes inquiétudes d'avoir l'esprit dérangé. Elle raconte son jardin : « *les pivoines roses sont ravissantes* », les coups de téléphone de ses enfants et petits-enfants, elle écrit ses brouillons pour des lettres qui ne seront pas recopiées, ou ne partiront jamais vers leur destinataire. Comme celle qui suit :

Nous sommes aujourd'hui vendredi 14 H 30… 30 juin 2006, et toutes mes pensées se sont envolées.

C'est incroyable de devenir d'une minute à l'autre une loque, une vraie loque. Donc je reprendrai demain samedi cette lettre interrompue si brusquement par un trou de mémoire. Donc à demain samedi.

Pertes de mémoire, sans aucun doute, mais à la lecture, je ne constate nulle folie.

Mercredi 24 mai 2006. 36 99. 18 h 32.
Enfin, je reprends une partie de mon cerveau, la notion de la date.
Lundi 28 juin 2006. 18 h 25' 30".
Elle rappelle sans aucun doute cette stupide horloge parlante, elle rectifie.
2006 lundi 26 juin 18 h 26' 40". 18 h 27 minutes.
Mardi 27 juin 2006. Qui est Dieu ?
C'est en me reposant pour faire la sieste que je bondis pour noter ma pensée, peut-être la dernière ou l'avant-dernière ?? Je pense avec tendresse à tous ceux que je laisse. Je ne les abandonne pas... 15 h 15.
Que vaut-il mieux ? s'éteindre à petit feu ? ou bien s'écrouler ?? que vaut-il mieux ?
Je dois être au bout de ma vie et surtout de ma présence d'esprit. Je me dégrade, il est 10 h 45.
La mémoire, c'est l'espérance du futur ?

Ces préoccupations métaphysiques se juxtaposent à d'autres, plus triviales.

D'aussi loin que je me souvienne, je l'ai toujours entendue chercher ses lunettes, qui avaient la malencontreuse habitude de disparaître toutes seules à tout bout de champ.

Où ai-je posé mes lunettes ? Où ai-je oublié ou perdu mes lunettes ?

Ma loupe ne peut pas me dépanner.

Où puis-je les avoir égarées ? Voir dans mes poches. Dans mon sac ?

Dans ma robe de chambre.

Elle écrit comme elle parle, en couchant sur le papier les tâches à effectuer dans l'immédiat, ses projets pour le lendemain, tant elle craint d'oublier. Et puis, d'une écriture soudain tremblotante :

Ça y est ; je suis piquée, dérangée, folle.

Jeudi 14 septembre 2006. 16 h 54. Répit dans mon cerveau.

17 h 47' 40". Jeudi 28 septembre 2006 17 h 48 min.

17 h 49 min. La journée m'a paru longue.

15 h 52 min. Samedi 15 décembre. On dirait que j'ai des boules sous les pieds.

Dimanche soir 18 h 30. J'ai fermé les volets.

Je suis totalement déboussolée. Mercredi 20 décembre 2006. 11 h 7 min. Oui, totalement déboussolée.

11 h 10. Mercredi 20 décembre 2006.

Etc., etc. Assise à son bureau, elle décrivait ses impressions et ses sensations, l'horloge parlante comme bouée, tout en voyant sa mémoire sombrer.

Sur ce bureau, elle place un petit écriteau :

Bureau MLC. « Personnel »

Prévenir… et remettre dès que possible en place à cause de ma mémoire déficiente.

Et puis, plus de carnets, mais des morceaux rectangulaires découpés dans du papier à lettres, sur lesquels elle écrit de plus en plus petit et fin, en travers, et en montant :

C'est terrible de se sentir un animal
Quel poids suis-je devenue ? (sic)

Cette tranche de vie me bouleverse, bien sûr parce que je suis sa fille, mais aussi parce que les psychiatres disent n'avoir que très peu de témoignages de l'avancée de la maladie chez les patients. À cette époque, ma mère n'avait aucun traitement médicamenteux.

Elle donnait bien le change. Rien ne montrait qu'elle percevait son état. Je ne me rendais pas compte pas de cette conscience terrible de justement perdre « conscience et perception ». Il m'arrivait de lui demander de me montrer une recette, tâche dont elle s'acquittait en tremblotant, mais somme toute assez bien. Je l'ai vue écrire des lettres d'une cohérence parfaite, d'une écriture très soignée et d'une présentation très appliquée.

Si elle bougonnait, je pensais que c'était contre moi. Elle se déplaçait mal, et se blessait en tombant.

Pendant les vacances, durant ces années, par deux fois j'ai été terriblement gênée. Elle a catégoriquement refusé de reconnaître deux amies de presque toujours, s'agaçant de leur air consterné.

Elle a déniché un article développant la position officielle de l'Europe sur l'euthanasie. Je remarque son vif intérêt pour le sujet, ainsi que sa parfaite compréhension des formules juridiques. Elle souligne des passages entiers, et je vois bien qu'elle fait référence à sa propre vie, à ses convictions, à ses préoccupations aussi, sans doute.

> *L'euthanasie active est un crime formellement condamné par la Convention européenne des droits de l'homme dont l'article 2 arrête le droit absolu de toute personne à la vie.*
>
> *Le droit à la vie implique le droit à la santé, et par conséquent le droit aux soins (...) accordé à toute personne, indépendamment de sa situation, etc., etc.*
>
> *Accompagner dignement le mourant, le droit à une mort digne,* sont les expressions qu'elle souligne le plus fréquemment *(Rapport annuel du Parlement européen sur le respect des droits de l'homme, 1997).*

Dégénérescence des cellules du cerveau. Ma mère a été examinée deux ans auparavant par un neurologue à la clinique de l'Union, près de Toulouse. À ce propos, le Dr Thierry Gallarda regrette : « Le soin psychothérapique auprès des personnes âgées a été délaissé. La réflexion est plus active à l'heure actuelle. Les psychiatres réinvestissent le terrain. Il y a des enjeux psychologiques dans la maladie d'Alzheimer qu'on ne peut pas laisser aux seuls neurologues. Il faut voir le service rendu par un médicament, le rôle structurant du médicament, le coût médical et social de la thérapeutique non pharmacologique. »

À l'heure où l'on parle du déremboursement des médicaments pour cause d'inefficacité ou d'efficacité limitée, je peux dire qu'Aricept et surtout Ebixa en cinq ans lui ont changé la vie. Une métamorphose.

Avant de prendre ce traitement, elle pouvait se montrer très agressive envers l'auxiliaire de vie. Si celle-ci lui disait : « Bonjour, ça va ? », elle reprenait en faisant une grimace qui la défigurait, et en imitant méchamment la personne qui se permettait cette intrusion si grossière, si désinvolte, selon elle : « Bonjour, ça va ? »

Je remarque le haut-le-cœur et le recul de cette pauvre femme qui vient faire son travail, avec gentillesse et bonne volonté.

Parler derrière elle signifiait parler derrière son dos, et forcément se moquer d'elle. De nouveau des grimaces, et : « Elle est bête, mais bête… »

Puis, tout bas, mais en articulant très bien, et me prenant à témoin : « Elle est conne. »

Évidemment, je ne sais plus où me mettre. J'essaie d'atténuer le caractère vexatoire de cette involontaire sortie, et je demande carrément à ma mère d'être un peu aimable avec ceux qui veulent l'aider. Généralement, ça marche, elle prend un air de petite fille contrite.

La mise en place de ce traitement par sa neurologue et son médecin généraliste lui convient à merveille. C'est presque un miracle de voir à quel point son caractère et son comportement ont pu changer. Elle est apaisée, ne fait pas de crise d'angoisse violente comme autrefois, même si elle reste très anxieuse. Mais elle l'a toujours été.

Ma sœur me dit un jour :

– C'est incroyable, elle n'a jamais été aussi gentille !

– Oui, son traitement lui fait un bien fou.

Bien sûr, ce n'est pas la fontaine de Jouvence, et il serait niais de prétendre que les symptômes du style « je suis déboussolée, je suis une loque » ont totalement disparu. Toutefois, ils sont moins fréquents, moins angoissés.

Je remarque moins de tremblements, lorsqu'on l'habille, par exemple. Mais surtout, moins de cris de douleur, prétendue ou réelle, moins d'énervement lorsqu'elle n'arrive pas à enfiler un vêtement. Une plus grande écoute pour participer. Les médicaments permettent de contenir ces démonstrations de démence, ces grimaces déroutantes.

Ces malades très spéciaux requièrent une attention particulière, de la douceur. Paradoxalement, c'est avec le temps, eux dont la mémoire s'envole, qu'ils accordent leur confiance.

Un exemple. Au début, ma mère ne raffolait pas de son kiné. Il la forçait à faire ce qu'elle ne voulait pas faire : marcher et se rééduquer. Abandonner le déambulateur pour ne se tenir qu'à lui, et non aux meubles, et aux murs. Elle pose les mains sur ses bras et avance, pas à pas, tandis qu'il marche à reculons. Un jour où elle avait marché près de vingt minutes, elle lui dit, furieuse, et néanmoins avec un grand sourire :

– Vous savez mon âge ?

– Ah, madame, je ne me permettrais pas de vous le demander.

Imperturbable, il continue à l'aider à avancer vers la table de la salle à manger. Devant cette politesse un peu ironique, elle est désarçonnée, mais ne désarme pas. Toujours en riant, elle pointe son doigt vers lui, en le regardant droit dans les yeux avec son regard mordoré, la voix ferme malgré l'effort de la marche :

– Et vous, vous avez quel âge ? Moi, je suis née en 1918, et vous voyez, il y a longtemps que je sais marcher, bien avant que vous ne soyez né.

Un vaudeville. Nous étions écroulés de rire.

Maintenant, elle s'est tout à fait adaptée à sa méthode, et la reproduit avec toutes les autres personnes qui l'assistent sans rechigner.

Les nounous de Maman

– Toc, toc, toc, madame, c'est l'heure…

8 heures du matin. Je frappe à la porte de l'auxiliaire de vie que je viens d'engager pour un mois. La porte s'ouvre sur Betty Boop, drapée dans un peignoir de soie serré sur sa généreuse poitrine. L'œil hagard, la voix hésitante révèlent que la dame abuse de médicaments, et je subodore un traitement antidépressif. Bon, c'est bien ma chance. Rien ne pouvait l'indiquer lors de l'entretien d'embauche. J'ai besoin d'elle dans l'immédiat.

La dépendance, c'est ne pas pouvoir se laver seul, se vêtir seul, manger seul, marcher seul, accomplir seul les gestes de la vie quotidienne la plus intime. L'état de ma mère, au fil des années, exige de plus en plus d'aide. La « nounou » idéale, certes, n'existe pas, mais j'ai eu quelques numéros qui m'ont donné des sueurs froides.

D'avance, que les dames qui ont passé quelques mois à la maison me pardonnent, car leur bonne volonté et leur dévouement auprès de ma mère ne sont pas en cause. Elles se sont occupées d'elle avec humanité, parfois avec tendresse, les nounous de Maman.

L'une lui faisait faire de la gymnastique, du pédalage lorsqu'elle était allongée sur son lit. L'autre apportait un jus de fruits en milieu de matinée. Bien nourrie, bien soignée, bien habillée, propre, ma mère a toujours été bien traitée. Tant de personnes âgées souffrent de maltraitance active ou passive (manque de soins par exemple) que je leur rends hommage.

Dans les maisons de retraite, il est demandé à des vieilles dames qui n'ont jamais mis un pantalon de leur vie de changer leurs habitudes pour revêtir un jogging. Et pourquoi pas un babygros ? Ou alors, sous prétexte que ça serre, on ne leur met pas de soutien-gorge ! Ou encore, on leur impose de porter des chaussettes, parce que cela prend moins de temps à enfiler que des collants. L'une des auxiliaires de vie, à la maison, a bien essayé cette formule, mais cela n'a pas duré longtemps. J'y ai mis le holà.

Le respect ou la façon de s'adresser aux « vieux ». C'est là que le bât blesse, certaines personnes se croyant obligées de leur parler comme à des débiles.

Arrive une coiffeuse à domicile, qui pourrait ressembler à Josiane Balasko en paysanne des années 1950 dans l'hilarant film *Crime au paradis* de Becker. Elle déploie un grand tissu en nylon chamarré dans des beaux camaïeux de gris et de bleu marine pour paraphraser un film culte, *Le Père Noël est une ordure*, et l'étale par terre pour éviter de salir le sol avec les cheveux coupés. Elle a l'habitude des maisons de retraite, et elle est gentille comme tout. Elle lâche un malheureux :

– Alors Mamie, comment ça va ?

Ma mère, surtout quand elle était fauchée à la fin du mois, allait se faire faire un soin du visage dans un institut de beauté, où on la traitait comme une princesse. Sa beauté, sa peau ravissante, sa gentillesse et son caractère primesautier y étaient pour beaucoup. Alors « Mamie », elle n'apprécie pas, mais alors pas du tout. Et de rétorquer aussi sec :

– On ne m'appelle pas Mamie, on m'appelle Madame.

Quant à la coupe, il y aura pas mal d'échelles. Ma sœur arrangera tout cela à son passage. Cet essai de coiffeuse à domicile aura fait *pschiiit*. Désormais, quitte à nous compliquer la vie, et à fatiguer Maman, nous nous déplacerons. En tout cas, tant qu'elle en sera capable.

Aide à domicile, auxiliaire de vie. Pas facile comme métier. Cela nécessite de grandes qualités : de la patience, de la gentillesse pour ne pas offusquer la pudeur. Et bien sûr, connaître les gestes, les gestes ergonomiques, comme on dit, qui éviteront de se faire mal au dos, ou de faire souffrir le patient.

Toutefois, il faut énormément de ressources personnelles, d'équilibre, pour s'occuper d'une personne âgée atteinte de la maladie d'Alzheimer. L'expérience de la vie ne supplée pas la formation ergonomique, et vice versa. Il faut une endurance, une compassion qui ne s'inventent pas.

De la patience, de l'écoute, de la discrétion. De la jugeote, et une tête sur les épaules. Ne pas parler trop fort, ni à plusieurs ni derrière. C'est une source d'anxiété, cela peut aussi provoquer l'agressivité, car le malade croit qu'on se raille. De la politesse. Ne pas toucher le visage, ce qui crée une peur panique. Des petites choses qui ne s'apprennent pas.

L'auxiliaire de vie est censée procéder aux levers et aux couchers, faire les toilettes, le lit, les repas et le ménage.

C'est beaucoup pour un métier qui n'est pas encore valorisé, bien qu'il permette souvent de rester travailler non loin de leur village d'origine.

Je le déplore, cette profession a trop longtemps été proposée à des femmes au chômage, en fin de droits. Elle l'est encore.

Une simple formation par Pôle emploi leur permet de se reconvertir. Parfois considérée comme une sorte de « recyclage » des chômeuses de longue durée, ou des femmes en difficulté, l'aide à la personne n'est pas toujours prise avec le sérieux qu'elle mérite.

Des municipalités ont appuyé des demandes de formation, payées par le conseil général, pour certaines de leurs administrées, sans doute pour les sortir d'un mauvais pas. Cette vision à court terme, sans discernement et sans souci des besoins des familles, a causé des dommages à ces mêmes familles censées êtes aidées. Se sont donc trouvées sur le marché de l'aide à la personne des femmes psychologiquement non aguerries, ou plus grave, qui se servaient de cet emploi pour pouvoir revenir dans le système, si possible après un accident du travail. On note aujourd'hui plus de rigueur. Tant mieux.

Nous sommes plusieurs à en avoir fait les frais, nous avons des cas, des exemples inénarrables.

Une personne en instance de divorce, que son mari fait mettre sous tutelle pour prodigalité, et qui achète pour 70 euros de serpillière dans une maison équipée, une autre qui coud pendant ses heures de travail des robes de poupées Barbie qu'elle va vendre sur Internet – quand elle part, 60 euros d'économies sur la facture EDF –, une autre enfin qui met la personne âgée dans son lit pour pouvoir elle-même faire la sieste. Le particulier employeur a bon dos.

Les livres « spécialisés » recommandent aux familles de se faire aider par des professionnels, car, selon eux, ils seraient mieux formés, auraient plus de patience.

Foutaises. Où est la formation psychologique de la plupart de ces aides de vie ?

Et même la formation tout court ? Je pourrais être moi-même formatrice pour Pôle emploi, tant j'ai prodigué de conseils en tout genre !

Il en est parmi elles qui ont travaillé en maison de retraite et elles déclarent préférer s'occuper d'une personne seule. Mais elles sont souvent fragiles psychologiquement. Très fréquemment, au téléphone, depuis Paris, je devais gérer les états d'âme, un sentiment de solitude auprès d'une vieille dame, à la campagne, dans une maison ancienne. Je ne suis certes pas la seule au bureau, mes consœurs gérant les conflits entre nounous et ados.

L'arrivée et les débuts se passent bien. C'est un nouveau travail, et elles sont heureuses d'avoir trouvé *du* travail. Mais le temps avançant, je remarque à chaque retour une lassitude de plus en plus forte.

Expérience ou pas des personnes âgées, ces aides à domicile étaient peu à avoir réellement pris la mesure de l'exigence de la tâche. Plus que fatigant, c'est usant psychologiquement, quelqu'un qui répète tous les jours les mêmes choses, « Où suis-je ? », qui ne se souvient pas, et à qui on ne peut apporter de réponse.

Certaines de ces personnes, mal préparées, mal formées, craquaient devant ce quotidien. C'est ce que j'appelle le syndrome du « pétage de plombs », néologisme du ras-le-bol. Il fait irruption sans prévenir, au bout de quelques mois, et nous toutes, filles en possession d'une vieille mère, ou d'un vieux père, nous le constatons.

Chercheurs, médecins, et même politiques admettent l'insuffisance de la formation dans l'accompagnement : « C'est une réflexion éthique », dit le Dr Gallarda.

Aider à la toilette, ou faire la toilette, bon. Quand il s'agit de passer le tube de dentifrice et la brosse à dents. Mais appelons un chat un chat, il faut beaucoup d'abnégation pour mettre un adulte sur le trône, avoir de la pudeur pour celui qui n'en a plus beaucoup et se mettre à l'écart pour ne pas le « bloquer », et enfin lui nettoyer les fesses. Même si ma mère est propre, ce n'est quand même pas toujours ragoûtant.

Lorsque j'aborde avec elle la question de la niche d'emplois que pourrait représenter la filière « auxiliaire de vie », Valérie Rosso-Debord abonde dans mon sens : « C'est une profession qui demande beaucoup d'abnégation. Il faut professionnaliser la branche, mettre en place des formations, mettre en place une convention collective. Il est nécessaire de tenir compte des aspirations d'évolution. »

Mieux vaudrait parfois être une nonne pour supporter cela, mais comme il n'y en a plus, eh bien, on se débrouille. Encore et encore. Rire, féliciter l'adulte, comme on le fait pour un enfant, mais sans jamais, au grand jamais bêtifier. Il est bien plus facile pour une fille de s'occuper de toutes ces tâches, et je sais que ma mère a en moi une confiance gigantesque.

C'est une gaillarde d'un mètre quatre-vingts facile :

– Vous voyez mon gabarit, si votre mère ne peut pas marcher, je la prends sous le bras.

Elle éclate de rire, et poursuit :

– Je pourrais faire le jardin.

Le hic, c'est qu'elle demande 1 700 euros par mois, du lundi au vendredi, elle connaît sa valeur, dit-elle. Elle travaille en duo avec une autre personne, et trouve cela exaspérant « de ranger les verres à l'endroit, et de les retrouver à l'envers ». À ce moment-là, je ne comprends pas que ces détails ne sont ni dérisoires ni ridicules, mais vraiment exaspérants et vitaux.

Cependant, pas question de travailler le week-end, car elle rejoint son mari. Malgré toutes les qualités que je pressens chez elle, je ne peux, pour une raison financière, l'embaucher.

Une Africaine toute douce se présente. Elle non plus ne veut pas travailler le week-end. Elle a épousé un Portugais, et vit près d'Agen. Elle est femme de ménage, et pour elle, c'est une sorte de promotion. Ma mère adore les Africains, cela lui rappelle son enfance. Elle est ravie de voir cette jeune femme ravissante, élégante et sophistiquée. Tout au long de l'entretien, elles se tiennent la main.

Alors, vais-je prendre une personne la semaine et une autre du vendredi soir au lundi matin ? Qui va accepter de sacrifier tous ses week-ends ? Personne, naturellement. Encore une fois se pose la question de la multiplicité des intervenantes à domicile, à laquelle je suis très réticente.

Pour la disponibilité, l'idéal serait de trouver une femme seule, retraitée, qui ait besoin d'un complément de retraite.

Un bémol toutefois. Habituées à se débrouiller dans des situations difficiles, elles pensent tout connaître, et peut-être accepteront-elles mal que je leur fasse part de mon expérience. Et puis, je suis plus jeune qu'elles.

L'une d'elles arrive un dimanche de Montpellier pour prendre contact. Elle a eu si peur d'être en retard qu'elle arrive au moment où nous nous mettons à table. Pour mettre fin à son embarras, je la convie à se joindre à nous. Plutôt élégante, elle a des cheveux blancs très courts coupés en brosse à l'iroquoise. Ma mère la regarde, interloquée.

C'est une sacrée personnalité, elle raconte tout de go que sa fille doit subir une grave intervention chirurgicale. Elle donne les dates de l'opération et de l'hospitalisation, ses disponibilités. Elle est carrée et a l'habitude des personnes âgées, dit-elle. En tout cas, ce n'est pas sa première expérience. Elle a l'air de bien s'y connaître en cuisine, et Maman mange bien. Nous nous mettons d'accord et prenons date.

Quelque temps après, elle s'installe. À mon retour, elle a si bien pris ses marques qu'elle a tout déménagé entre la cuisine et la salle à manger. Je suis un peu effarée, car moi aussi, j'ai mes repères.

« Vous comprenez, si je dois rester, je dois avoir les choses à ma main. »

J'ai l'impression de déranger en logeant chez ma mère.

Elle fait bien son travail, et tente de faire jouer ma mère au Scrabble. Je lui avais dit qu'elle aimait bien ça. Une tentative qui s'interrompt vite, car au bout d'un moment, ma mère, que cet effort de concentration fatigue, écrit « chier ».

Avec la maladie, elle a parfois un langage de corps de garde, ce qui la fait mourir de rire. Son aide n'a pas apprécié la plaisanterie. Surtout, elle ne la comprend pas. C'est tout à fait incongru de la part de cette vieille dame. L'aide ne sait pas que cette explosion des inhibitions est typique de la maladie d'Alzheimer. Sans rancune toutefois, elle joue au loto, et si elle gagne, dit-elle, elle fera installer un monte-escalier électrique.

Finalement, après le retour de sa fille de l'hôpital, cette dame décide de partir, et me donne son mois de préavis. Je comprends que passer quatre mois avec Maman était une bonne occasion de payer l'opération et des soins coûteux.

Et je remettrai toutes les choses déplacées à leur place.

Quelquefois ma mère s'attache, et sans doute éprouve-t-elle de l'affection, même si elle ne retient pas le nom de son aide.

Une personne des environs va assurer l'intérim, elle a le même travail chez une autre dame. Elle aussi a une forte personnalité. Elle est venue plusieurs fois et débarque avec sa cantine en métal en guise de valise. Très bien organisée. Rigolote. Ma mère la mène par le bout du nez. À chaque geste, elle fait « aïe, aïe », pour que l'autre pense qu'elle lui fait mal. Selon les psychiatres, il est très difficile de déceler chez le malade atteint d'Alzheimer la part de comédie. « Mais elle souffre, c'te dame ! » dit-elle avec sa belle voix de contralto et son accent toulousain.

Elle m'apprend sa technique pour placer les oreillers de façon que tête, nuque et omoplates soient bien soutenues. C'est génial. Je vais adopter cette méthode, et la montrerai en exemple aux suivantes. En expliquant que l'expérience de chacune est précieuse pour les autres, j'espère mieux faire accepter mes desiderata.

Une dame plus toute jeune me dépanne un vendredi et un samedi. Je ne sais qui peinait le plus dans l'escalier, toujours est-il que ma mère lui propose tout de go de descendre « sur les fesses » pour la soulager. Et pourquoi pas sur la rampe, tant qu'elles y sont ?

Il est vrai que souvent, à la fin de la journée, lorsqu'il faut remonter, Maman demande :

– Alors, je monte à quatre pattes ?

– Non, sur vos deux jambes.

Parfois, je retrouve mes études classiques et pense à Énée qui fuit Troie et la guerre « en portant son vieux père Anchise sur son dos ». Nous n'en sommes pas là, fort heureusement.

Mieux vaut en rire !

Parfois, en préparant le thé matinal, je voudrais que cette théière soit la lampe d'Aladin. Là, je verrais apparaître le bon génie, que j'évoque souvent. Je lui confierais ma liste de tâches, ma liste de courses. Évidemment, il serait équipé d'un Smartphone, et en un clignement de paupières tout serait prêt, les placards remplis, les dégâts réparés.

Sur le couvercle de cette théière en étain trônait il y a encore quatre ans un minuscule aigle, l'air altier. J'ignore ce qu'il est devenu. Cassé, disparu. J'ai l'impression d'être en présence d'un escadron de Benoît Brisefer, de Goliath en jupons, qui ne connaissent pas leur force.

Au début, je préviens, magnanime, les éventuelles maladresses : « Si vous cassez, cela n'est pas un drame. Moi, je suis maladroite, il m'arrive de casser. Dites-le-moi, afin qu'on puisse remplacer, ou recoller les morceaux. » Prévention totalement inutile. J'aurais mieux fait de me taire. Tandis que les uns s'ingénient à ne pas gaspiller, les autres sont victimes d'un mauvais génie de la casse.

La preuve. Je mets du café dans une petite cafetière Bodum, je verse l'eau bouillante. Elle fuit tranquillement par le verre cassé resté dans son réceptacle en métal. Je me brûle, j'inonde le carrelage de la cuisine. Il y a du marc de café partout, je dois nettoyer. Je râle. Zut, zut et rezut. En avant la serpillière. Comme si je n'avais rien d'autre à faire le week-end. Il faudra chercher et acheter un nouveau verre, etc. Je me fiche pas mal de savoir qui est responsable, mais je veux qu'on m'en parle.

La serrure de l'armoire de la chambre des dames, cassée, la poignée des cabinets, cassée. Ça, c'est vraiment gênant. Il faut réparer tout de suite. Heureusement, nous avons une réserve de vieilles poignées. J'en trouverai bien une pour s'ajuster. Une demi-heure de boulot.

J'achète une vingtaine de verres dans un style « Paris pas cher », ces bazars dont la capitale regorge. Et *vlan*, et *bing*, après un mois, il n'en reste que deux. Un vrai jeu de massacre.

Plus grave. Je vois ma mère avec des espèces de lunettes de pharmacie. Je m'étonne. « Eh oui, c'est moi qui les lui ai offertes » est la réponse.

Il s'avère qu'une des branches de la monture s'est mystérieusement cassée.

Je ne montre pas de contrariété, du moins je le crois. C'étaient de très jolies lunettes. La barbe. Sa mutuelle n'est pas aussi bonne que celle de TF1 pour le remboursement. Heureusement, ma mère n'a pas besoin qu'on change les verres. Après moult recherches, je trouverai une monture dans le même style, plus petite. L'opticien retaille les verres.

Lorsque, assez fière de moi, je rapporte cette paire de lunettes à ma mère : « Ah, mes lunettes, enfin ! Mais... ce ne sont pas mes lunettes ! »

Pas folle la guêpe, malgré sa maladie d'Alzheimer. Mais elle est contente d'y voir enfin. Elle en aura été privée deux semaines.

L'une fait fondre le fusible d'une prise électrique de sa chambre. Comment, grands dieux ! Tant pis pour les autres occupantes. L'électricien ne va pas venir pour si peu. Alors, nous prenons la boîte à outils et hardi petit ! Heureusement, je ne connais pas trop le sens du mot « découragement ». La même rend inutilisable l'installation de la télé dans ma chambre, en voulant la déplacer dans la sienne. Une installation qui a fonctionné quarante ans ! Résultat : je me passerai de regarder le journal de Claire Chazal après avoir couché Maman.

Ce week-end-là, d'autres surprises désagréables m'attendaient. Nous étions en décembre, et pour que le linge sèche plus rapidement, il était installé sur des étendoirs dans la salle à manger. Vite, vite. Me voilà rangeant tout pour que personne ne le voie, y compris la lingerie fine et dentelée de ladite dame. Je la plie et la pose sur son lit. Vraiment, elle charrie. Et je suis trop bonne.

Comme pour toutes les autres, j'avais permis que le mari vienne en visite. Il avait apporté le couscous et en avait profité pour passer la nuit sur le canapé du salon. Une visite inopinée (mais programmée) d'une amie avait permis de découvrir l'affaire, les couvertures en désordre et *tutti quanti*. Si elle m'en avait parlé, je n'aurais certes pas refusé. Mais en douce ! Difficile de faire confiance après ça.

Celle-là, quel numéro ! Elle fera son mois d'essai, et *basta*. Elle n'est pas contente. Moi non plus, même si les soins qu'elle prodigue à ma mère sont excellents. Et de répéter à l'envi qu'elle s'est attachée à Maman, qui est si gentille, agréable, et ceci, et cela, et patati et patata.

Adieu, Berthe, et bons baisers, disions-nous, enfants. Là, c'est vraiment le moment de le dire.

C'est un inventaire à la Prévert par trop prosaïque. Brisés, les barreaux de chaises où l'on pose les pieds, les pieds de fauteuils tirés sans ménagement ; cassé, le thermostat du fer à repasser ainsi que le couvercle du robot ménager ; brûlées, les marmites ; pas très propres, les casseroles ; carrément sale, le filtre du lave-vaisselle. Les queues des casseroles tournent, les ustensiles antiadhésifs sont rayés et grattés. La cuisine n'est pas archimoderne ni très fonctionnelle, mais quand même, il y a de l'abus.

Les mauvaises surprises qui tombent à l'improviste me pourrissent la vie. En miettes, la vitre de protection du bac à légumes du réfrigérateur. Perdu, le bouton marche-arrêt du lave-linge, il faut remplacer tout l'appareil. À peine arrivée de Paris, j'ai dû filer dans une zone commerciale pour acheter de l'électroménager. Cette dépense imprévue et malvenue m'irrite au plus haut point. Je ne connais personne qui aime acheter un stupide lave-linge. Je devrai repartir avant la livraison et l'installation. Eh oui, mon travail m'attend. J'espère que tout se passera comme il faut. Au fait, en balayant sous un meuble, j'ai retrouvé ce fameux bouton, trop tard, bien sûr.

Quant au linge, je ne suis pas déçue. Le nombre de gants de toilette, de serviettes, décolorés ou usés jusqu'à la corde par l'eau de Javel est absolument indescriptible. Torchons et serviettes de table sont intimement mélangés dans le tiroir, et les pulls irrémédiablement feutrés. Maman se salit beaucoup en mangeant, et dès qu'il y a une tache, hop, à la machine, au lieu de nettoyer doucement. Je ne vais pas lui mettre des lainages durs comme du carton. Tout cela part au recyclage chez les chiffonniers. C'est la barbe.

Corinne ferme une fenêtre, sans doute avec l'impétuosité de la jeunesse. *Gling*, *gling*, deux carreaux cassés. Sous le choc, elle éclate de rire. Heureusement, elle ne s'est pas blessée. Je suis soulagée.

– Je suis désolée, je les remettrai en place.

– D'accord, j'irai les acheter demain, il y a du mastic dans la boîte à outils, des petites pointes, je compte sur vous.

La chance, c'est qu'il y a des années, Maman a relevé toutes les dimensions de chaque fenêtre, de chaque vitre et noté toutes les cotes dans un carnet. C'est toujours du temps de gagné. Les carreaux resteront des semaines près de la fenêtre, jusqu'à ce qu'un mari les remplace enfin.

Sans doute la médaille d'or avec palmes. Mon chien s'approche, très intrigué, de la chambre de « la dame ». Il renifle sous la porte. Son comportement est si curieux que je commets une indiscrétion, j'ouvre. Elle est partie au village. Et là, stupeur, je vois un chat siamois mollement et confortablement étendu sur le couvre-lit. Sur le parquet de chêne bien ciré par mes soins sont déposées deux ravissantes petites gamelles, sans même un tapis de bain pour protéger.

Je n'en crois pas mes yeux. Cette personne est si soignée, si propre sur elle. En plus, elle a amené son chat en « cat-imini », c'est le cas de le dire. Jamais de ma vie je ne l'aurais envisagé. Si je l'avais vu dans un film, j'aurais ri de bon cœur, mais j'aurais pensé que le scénariste forçait un peu la dose. La réalité dépasse la fiction.

Je lui dis deux mots en prenant toutes les précautions oratoires d'usage : « Madame, vous savez à quel point j'aime les animaux, et blablablabla. »

D'abord, j'aurais préféré être prévenue, ensuite, je lui demande très fermement de passer du désodorisant pour que la personne qui la relaie ne soit pas incommodée.

En effet, à cette époque, j'ai changé de formule, et me suis adaptée aux disponibilités des aides. Cette veuve, qui a une petite expérience du travail avec les personnes âgées, alterne une semaine sur deux avec une jeune femme dont c'est le métier, et qu'elle exerce ailleurs. Déjà qu'elles n'arrivent pas à s'entendre alors qu'elles ne vivent pas ensemble (à tel point que je suis obligée d'assurer la liaison, alors que je devrais être au bureau), qu'est-ce que ça va être avec cette violente odeur caractéristique de félin ?

Tertio, je lui enjoins de protéger le parquet et de cirer. Pourtant, je le sens bien, mes propos enrubannés comme à Noël ne lui plaisent guère.

La jeune femme, en prenant sa succession le lundi, fronce le nez : « Ça sent vraiment bizarre ! » affirme-t-elle.

Je fais la sourde oreille.

En partant, certaines ont négligé le ménage de leur chambre au point que je trouve des moutons de poussière sous le lit. Sympa. Même dans une location, on nettoie avant de s'en aller. Une jeune femme m'a dit avec insolence et un sourire enjôleur : « Ce n'est pas ma maison. »

Sans-gêne ou je-m'en-foutisme, le résultat est le même. Si je pouvais être la Cendrillon du dessin animé de Walt Disney, je n'irais pas chercher aspirateur, chiffons et cire. J'ouvrirais la fenêtre, et les oiseaux viendraient tout arranger en deux temps, trois mouvements.

J'évoque cette idée irréaliste, et ma mère me répond : « Ma belle-mère disait : la vie n'est pas une rigolade. » Et nous rions à cette évocation. Le maintien à domicile n'est pas non plus un conte de fées. C'est bien un choix, que j'assume.

Plus mon expérience du maintien à domicile se développe, plus je prends conscience que ce secteur n'est pas un champ clos. De nombreuses femmes en milieu rural recherchent un emploi. Après avoir évité les mines antipersonnel, je commence à avoir des réseaux dans les villages.

Le processus d'aide aux personnes dépendantes connaît un début d'organisation. Les pouvoirs publics s'attellent à la tâche depuis quelques années, et l'on sent une amorce de dynamique.

L'aide à domicile, c'est presque la tarte à la crème des journaux télévisés. Pourtant, pour les trouver, ces aides si précieuses, il faut encore et toujours alerter le ban et l'arrière-ban. Le bouche à oreille, c'est le plus efficace.

Arrivent l'été et mes congés. Mon tour de garde débute, cela me permettra de faire des économies. Je demande à l'ACEF (Association cantonale des emplois familiaux) de me décharger des toilettes matinales. Peu de temps après, c'est décidé, arrangé et confirmé, voilà un appui fort appréciable.

Après tant de tribulations, nous voici tranquilles toutes les deux, et nous savourons ces moments de connivence.

Le meilleur des mondes

Cet été 2009, l'association m'envoie une auxiliaire de vie qui circule normalement sur un autre secteur. Elle vient donc rarement à la maison. Cette jeune femme tient de Wonder Woman pour le dynamisme et de Mary Poppins pour la gentillesse. En deux temps, trois mouvements, Maman est prête. L'aide à domicile est absente. Nous discutons de tout et de rien, et elle est tellement communicative, mais sans ragot, que je lui confie être à la recherche de quelqu'un. Elle-même est enthousiaste, et accepterait le poste si elle n'était pas mère de famille. Dans les associations, elles travaillent comme des dingues, me raconte-t-elle, tant la demande est pressante. De plus, elles paient leur essence. Moi, je verse un dédommagement.

Elle en parle à sa belle-mère, jeune retraitée et veuve. Le jour de la rencontre, cette dame m'avoue, photos à l'appui, avoir deux petites chiennes, les amours de sa vie. C'est un handicap sérieux, j'ai moi-même un chien. Trois chiens à la maison, c'est difficilement envisageable. Auxiliaire de vie, ce n'est pas son métier. Mais elle a soigné sa mère jusqu'à la fin, elle a de la bonne volonté. Sa belle-fille s'engage à lui apprendre ces fameux gestes ergonomiques qui permettent d'aider la personne dépendante à se mouvoir sans risque.

Elle a eu un métier très intéressant et me semble avoir de l'initiative. Je décide de l'embaucher. Elle va rester l'année scolaire 2009-2010. C'est la première à rester aussi longtemps, cependant, dès le départ, elle s'est présentée comme « non-professionnelle » !

Je redoute l'arrivée des chiennes auprès de Maman, je crains qu'elle ne soit contrariée en les apercevant.

Cela se passa comme prévu. Maman posa quelques questions, nous expliquâmes la situation, elle décréta assez fréquemment et de façon très péremptoire :

– Qu'est-ce que c'est que ce chien roux ? Il est très laid ! Et l'autre ?

– Ce sont mes chiennes, ce sont les copines de votre chien.

Puis la situation se normalisa, les trois chiens s'entendant à merveille. Quand je pense qu'il y a encore trois ans, j'aurais catégoriquement refusé !

Avec un accent dont on ne sait trop s'il est pied-noir ou du Midi, elle annonce aux canidés que leurs gamelles sont servies au jardin d'un tonitruant : « Bon appétit, les chiens ! » Et ce, tous les jours que Dieu fait, satisfaite de son petit effet devant la mine éberluée de Maman.

Sa gaieté et sa faculté d'adaptation la font vite apprécier. Par exemple, elle n'hésite pas à demander au kiné de lui montrer comment s'y prendre. Le cours est donné bien volontiers. Sur ce point, elle est bluffante.

La vie avec Marie-Claire est plaisante, elle bricole, sait m'aider lorsque je monte une balançoire. À Maman : « Votre fille, elle n'arrête jamais une seconde, madame. »

L'après-midi, elle fait allonger ma mère sur le canapé du salon et se met sur Internet, ou recoud des boutons. Elle fait venir le médecin, se rend à la pharmacie pour les médicaments. Elle a créé son petit espace personnel dans sa chambre et dans sa salle de bains, avec ses propres affaires, les coussins des chiens, le tout dans un ordre parfait. J'aime bien qu'elle se sente chez elle. Mon chien va lui aussi dormir dans sa chambre quand je le laisse. Tout semble s'organiser le mieux possible.

Aux vacances de Noël, un de mes frères me gratifie sobrement, à sa manière, d'un : « Oui, elle est très bien. »

Autour du 10 juillet, mon frère et son fils arrivent pour passer quelques jours avec leur mère et grand-mère. Ils ne préviennent pas tout à fait à la dernière minute, mais presque. À distance, je sens que cet imprévu est un peu rock'n roll pour cette personne.

Le 13 juillet, alors que je suis à la garden-party du ministre de la Défense, mon portable sonne. Marie-Claire m'assène un coup de poing dans l'estomac en m'annonçant l'hospitalisation de ma mère. Mais tout va très bien, madame la marquise. Je suis dans le jardin particulier d'un hôtel particulier, un ministère, avec des officiers supérieurs, des étoiles plein les manches, des officiels, des confrères, et je dois m'isoler et faire bonne figure. J'ai du métier, ça va.

« Votre mère a eu un coup de chaud, elle a vomi, je me suis inquiétée, j'ai appelé le médecin qui part en vacances demain et a donc préféré l'envoyer à l'hôpital de Lavaur, parce que les autres urgences sont débordées. Votre frère et votre neveu sont partis ce matin se promener. »

L'application du fameux principe de précaution, bien que légitime, m'agace fortement. Je redoute les urgences pour Maman. La dernière fois que je l'y ai amenée, car elle s'était cruellement blessée à la jambe en se laissant tomber, elle avait enguirlandé proprement le médecin urgentiste. Elle trouvait qu'elle avait poireauté trop longtemps dans le couloir.

Je joins mon frère sur son portable, déjà nous nous imaginons une fin prochaine. En arrivant à l'hôpital avec son fils, il fait grise mine, mais Maman, elle, est affolée. Pour le coup, elle ne comprend rien, sauf qu'elle est seule. Ce serait une infection, et elle va subir une batterie d'examens, inaugurant le tout nouveau scanner de l'hôpital.

Le 15 juillet, grand jour de départ en vacances, je passe, c'était prévisible, près de dix heures sur l'autoroute, et rejoins directement Lavaur. Mon frère et mon neveu sont repartis. J'ai prévenu Marie-Claire de mon retard, et lui ai proposé de s'en aller en laissant Maman aux soins des hospitaliers.

Sur le coup de 8 heures du soir, je débarque au service gériatrie, où elle a été transférée.

Je tombe en pleine toilette. Ma mère est sur son lit, et me lance un regard désespéré et reconnaissant, tandis que l'un des aides-soignants (c'est un homme) me demande de sortir « pour respecter sa pudeur ». Malgré le surréalisme de cette remarque, je lui en sais gré, il a raison, mais j'ai une forte envie de rire. J'explique que je suis sa fille.

Ma mère est hors d'elle, elle se débat et ne veut pas qu'on la touche. Fureur et désespoir mêlés. Mon arrivée apporte une accalmie, le soulagement est immense pour tout le monde. Je suis très inquiète, car je suis en train d'assister à une quasi-crise de démence. Elle croit qu'on lui veut du mal et se défend de toute son énergie. Ces accès de colère violente, elle ne les a plus depuis qu'elle prend son excellent traitement. Je lui apparais en quelque sorte comme son sauveur : « Aaah, te voilà ! Ils sont bêtes, mais bêtes, ils sont cons. »

Sa grande phrase d'autrefois.

Elle tremble de tous ses membres. Dans sa frayeur, elle se cramponne à mes mains de ses longues mains maigres, tandis que les aides-soignants terminent sa toilette.

Pendant près d'une heure, je lui tiens la main et lui parle doucement pour calmer sa terreur. Je lui caresse les mains, le front. Son agitation est telle que je vais demander si on lui a bien administré son traitement.

« Oui », me répond la jeune interne en refusant de lui donner un petit calmant pour la nuit.

Elle est malgache, et à son entrée, ma mère qui a passé son enfance à Madagascar lui adresse un sourire radieux. Je ne peux rester sur place, et je vais donc rentrer à la maison.

Le lendemain matin, sa voisine de chambre, qui n'a aucune expérience de la maladie d'Alzheimer – heureusement pour elle –, m'explique que ma mère a parlé toute la nuit. Moi, je dirais plutôt qu'elle a déliré dans des cauchemars continuels. À la maison, je lui aurais donné des pilules homéopathiques, je serais restée à côté d'elle, et elle aurait trouvé la paix.

Maman aurait donc une infection urinaire, ou intestinale, ce qui reste ennuyeux, mais bénin, ou une pneumopathie, d'une autre gravité. Cet hôpital est une bonne structure pour personnes âgées, mais que de temps pour les examens ! Dans un état d'agitation extrême, elle refuse qu'on la touche. C'est donc moi qui la transfère de son lit à son fauteuil, l'aide-soignante en est fort aise car ma mère n'est pas à prendre avec des pincettes.

Sa voisine de chambre veut absolument communiquer et se mêler de notre conversation, faite à mi-voix. Cela a le don d'exaspérer ma mère. Mais lorsque cette dame va recevoir une visite, ce sera au tour de Maman, rassérénée, de mettre son grain de sel. Ah ! les vieilles dames…

Finalement, la direction décide de leur donner une chambre à chacune. Il aura fallu trois jours. J'ignore ce qu'elle a réellement. Le jour de sa sortie, on lui apporte un déjeuner tellement lourdingue, style cassoulet, que je vais me plaindre au bureau des infirmières.

– Si ma mère est hospitalisée pour un problème d'estomac, un tel régime n'est pas spécialement indiqué.

Un silence indifférent accueille ma réflexion furibarde. Le pauvre aide-soignant est consterné :

– Mais, sur la fiche, il y a marqué « Pas de régime ».

C'est le comble, mais il n'y est pour rien. Ce que je lui dis. Simplement, je suis furieuse contre le système, tellement agressif, tellement inadapté. Et confortée dans ma position pour le maintien à domicile.

La vie malgré tout, séquences et florilège

C'était en automne. Avant, ce travail lui incombait, et il n'y avait pas à tortiller, il devait impérativement être fait à la tombée de la nuit. Dorénavant, c'est ma tâche, celle des aides, enfin ce n'est plus la sienne.

Je fermais les volets de l'extérieur quand je me suis rendu compte que tout était hermétiquement clos. Portes comprises. La porte vitrée de la cuisine verrouillée de l'intérieur. Une de ces étourderies dont on entend dire machinalement : « Je suis totalement Alzheimer, moi ! » Une seule porte-fenêtre m'était accessible, et de là je voyais, à un petit mètre, mais si loin pourtant, ma mère assise à la table de la salle à manger, attendant son dîner.

Cela m'ennuie vraiment de casser un carreau, je viens de les remplacer. Je peste contre moi-même. La nuit est en train de tomber. Je frappe au carreau, je l'appelle doucement et je ris pour ne pas l'inquiéter : « Maman, je me suis enfermée dehors. Essayez de m'ouvrir la fenêtre. »

Elle ne comprend pas tout de suite. Je répète, lui demande de se lever, alors qu'elle ne peut le faire sans aide, et de venir.

Rassemblant toutes les forces de sa volonté, elle s'arc-boute, prend appui sur la table, se lève et, en s'appuyant, fait tout le tour jusqu'à la porte-fenêtre. Je lui explique comment tourner la crémone. N'y parvenant pas, elle rebrousse chemin. Toujours clopin-clopant, elle se dirige vers la cuisine, mais ne peut actionner la clef. Elle est désespérée, et je n'en mène pas large. Je recommence à expliquer patiemment, derrière la vitre. À nouveau, elle repart vers la salle à manger, se tenant à l'évier, puis aux murs, puis à la table. Je fais le tour de la maison et la suis des yeux à travers les carreaux.

Comment n'est-elle pas tombée ? J'en tremble encore. À force d'écouter mes explications, elle arrive à ouvrir. Ouf.

Je n'en reviens pas. Où va se nicher cette force que tous croient engloutie ? Comment peut-elle encore la mobiliser, alors qu'elle est si démunie ? Il s'est passé une bonne demi-heure. Elle est en nage, à force d'efforts. Nous en sommes quittes pour avoir eu une bonne frayeur.

Le matin, elle se repose sur son lit en écoutant France Musique. L'un de mes frères a déclaré que notre mère s'ennuyait dans sa chambre, en attendant de descendre pour déjeuner. Il a donc voulu lui offrir pour Noël une super-télé à écran plat, satellite et tout le bastringue. Nous étions assez sceptiques, la dame qui s'occupait d'elle, moi-même et ma sœur qui disait que notre mère s'endormait toujours devant la télévision lorsque nous étions jeunes.

Pas évident d'installer ces appareils modernes pleins de câbles électriques dans une vieille maison. Poser une antenne sur le toit, plus des fils qui passent partout entre des poutres apparentes anciennes. Une sorte d'usine à gaz sur la cheminée. Antenniste et installateur ont l'air de découvrir avec une nouvelle technologie leur métier !

Ce qui semblait être une gageure devient réalité. Finalement, notre mère peut regarder la télévision en haute définition depuis son lit. Une grande première. Émerveillée par la qualité de l'image, la grandeur de l'écran, elle s'offre une vraie orgie de télévision : la vie des animaux, KTO, la chaîne catholique, et même, le samedi soir, Patrick Sébastien. Elle ne voulait plus qu'on éteigne le poste, elle qui s'endort à 7 heures du soir. Quand on l'interroge sur son désir, elle choisit entre musique, télé ou… silence.

Les émissions l'intéressent. Religieuses ou profanes, elle les suit parfaitement. Quelques minutes plus tard, il n'en restera rien, le souvenir se sera évaporé. Elle prie l'après-midi le chapelet en direct de Lourdes sur Radio Présence. Toutes ses aides à domicile, sans exception, ont toujours respecté ses convictions, branchant elles-mêmes la radio à l'heure dite sur le canal adéquat. Elle regarde la messe sur France 2, avec *Le Jour du Seigneur*.

Désormais, elle peut suivre tout à fait lucidement les offices sur KTO quand elle le souhaite, les vêpres et la messe en direct de Notre-Dame de Paris, les audiences du pape. Elle s'en trouve apaisée. Elle participe et se souvient des répons en latin. Elle chante à pleine voix et de tout son cœur.

Cela ne la dérange pas de suivre, à la suite, le samedi soir, la messe dite par le pape au Vatican, et dans la foulée celle célébrée à Saint-Gervais, à Paris. Le lendemain, elle aime écouter la messe à la radio, puis celle à la télévision, et encore le soir celle retransmise en direct de Notre-Dame de Paris. Ce n'est pas trop, puisqu'elle ne se souvient pas. Cela lui permet de vivre sa foi au quotidien.

Les beaux jours revenus, ou pour les grandes fêtes, si elle en est capable, je l'emmène à l'église. L'assistance est médusée de la voir, de façon très charismatique, lever les mains vers le ciel pour prier avec ferveur, ou bien reprendre les refrains en tapant doucement dans ses mains.

Et pourtant, il lui arrive de murmurer parfois, lorsque je glisse son chapelet entre ses doigts affaiblis : « Je ne sais plus prier. »

À d'autres moments, elle exprime doutes et révolte, faisant peut-être allusion à ses capacités diminuées : « C'est le bon Dieu qui permet ça ? Quel… (grommellement inaudible) ce bon Dieu ! Qu'est-ce qu'il fait ce bon Dieu ? Rien ? »

Cette question semble la tarauder, un peu plus tard, ou un autre jour, en évoquant la vie et la mort, de façon un peu échevelée. Certains mots ne reviennent pas à sa mémoire, alors elle s'en tire par une onomatopée, et puis : « J'ai confiance en Dieu, autrement... »

Elle ne finit pas sa phrase, les sons s'étranglent dans sa gorge.

Étrange maladie que cette affection. La mémoire fait défaut, puis soudain elle est là, sans prévenir, et inversement. Le matin, je vais l'embrasser dans son lit.

– Bonjour, Maman.

– Bonjour, Geneviève, répond-elle sans une hésitation, juste avec le son de ma voix.

J'en suis toujours stupéfaite.

Une fois, elle rajoute :

– Geneviève, G-e-n-e-v-i-è-v-e.

Je reste bouche bée en l'entendant épeler si distinctement, puis veux la faire répéter :

– Merde, m-e-r-d-e.

Fin de l'ouverture. Je l'aide à sortir ses jambes de dessous la couette. Depuis mon enfance, j'aime ses genoux ronds et lisses, à la peau soyeuse comme de l'ivoire. Je m'émerveille toujours de voir ces caractéristiques physiques intactes. Je profite de ce moment, car je sais que ce contact charnel, caresser ses beaux genoux, me manquera.

Un de mes frères vient la voir. Le matin, elle est très bien et discute avec lui de façon animée. Le déjeuner se passe tranquillement et gaiement. Il raconte en souriant que sa petite-fille de 2 ans et demi a voulu faire pipi debout comme son frère aîné, que, évidemment, elle a mouillé ses vêtements, et qu'elle a été grondée. Maman rit doucement avec cet air mutin qui frappe et séduit tout le monde, en se tapotant la poitrine de l'index :

– Lorsque j'étais enfant, j'ai fait la même chose !

Mais après le déjeuner, elle s'adresse à mon frère en le vouvoyant. J'interviens pour la remettre tout doux sur les rails. Bon. Elle le reconnaît. Plus tard, elle le vouvoie de nouveau. Il lui dit son nom, elle lui répond :

– Moi aussi, j'ai un fils qui a ce prénom.

Il est bouleversé, presque en larmes. Je le réconforte :

– Tu sais, cela m'arrive aussi.

C'est assez rare, car nous sommes souvent ensemble. Cependant, il arrive qu'au cours d'une discussion, pendant laquelle Maman est très présente, elle m'interrompe abruptement :

– Comment vous appelez-vous ?

– Moi, je suis Geneviève, votre fille.

– Oui, mais quel est ton nom de famille ?

Un jour, mon beau-frère, qui l'avait aidée à tenir sa fourchette, s'est entendu dire : « Et vous, monsieur, est-ce que je vous connais ? »

Après le départ de mon frère, elle se souvient de sa visite, puis ne s'en souvient plus. Puis la mémoire revient. En fait, plus elle voit les gens, plus elle se les rappelle. La répétition arrive à ancrer le souvenir récent. Ces aléas de la mémoire sont très pénibles pour les proches.

Les fins d'après-midi sont souvent malaisées, pleines d'interrogations que nous sommes obligées de laisser sans réponse. Les dames, parce qu'elles ne savent pas à quoi Maman fait allusion, moi, parce que je la sens angoissée.

« Tout le monde m'entoure, avant, je savais faire des choses, maintenant, je ne fais plus rien, je suis inutile, je suis une bête, un animal. »

C'est un leitmotiv.

« Vous êtes tous très gentils avec moi. Avant, je travaillais, je savais faire beaucoup de choses. Maintenant, je ne peux plus rien faire. »

Elle a ces mots terribles : « C'est dur de n'être plus sur la terre... tout en étant encore sur la terre. » Alors je lui demande de m'aider à plier le linge. Elle se souvient parfaitement des gestes, à défaut d'avoir la force physique. Elle me voit arriver avec le linge, elle tend les mains pour saisir le drap et refaire ce qu'elle nous a appris.

Il est vrai qu'elle savait tout faire, qu'elle a surveillé nos études, nous obligeant à étudier le latin et le grec, selon les recommandations de son amie Jacqueline de Romilly.

Il est très éprouvant de l'entendre confondre les époques. Agaçant aussi. Elle demande des nouvelles de sa famille, de sa sœur, de son frère, alors qu'il a été tué en Indochine. C'est l'une des rares survivantes de sa génération. Elle ne sait plus où elle habite. Au sens propre et au figuré.

« Où est-on ici ? Chez qui est-on ? »

Il y a des variantes :

« Qu'est-ce qu'on fait maintenant ? On reste coucher ici ou on rentre à Toulouse ? On dîne ici ? Parce que je vais faire quelque chose de simple, hein ? »

Elle est mignonne, alors qu'elle ne peut pas bouger de son fauteuil. Il faut lui expliquer qu'elle a laissé son appartement à Toulouse depuis belle lurette.

« Ah bon. »

Lorsqu'elle était encore en pleine possession de ses moyens, valide, elle entretenait un jardin exceptionnellement fleuri. D'énormes géraniums rouges poussaient le long de la maison, encadrant la porte d'entrée. Ils montaient jusqu'aux fenêtres. Avec le temps, les hivers et le gel, tout cela a fini par disparaître. Pour lui faire plaisir, j'ai replanté assez près de la maison des rosiers afin qu'elle puisse en profiter. Il faut avoir tenté de pousser un fauteuil roulant sur l'herbe pour savoir combien c'est peu commode de l'emmener admirer les bosquets fleuris. Un bouquet de quatre ou cinq roses grosses comme des choux, aux nuances de lever de soleil, suffit à son bonheur. Mes préférées, de Meilland, Pierre de Ronsard, Orient-Express, Laetitia Casta, entre autres. Elle irradie.

– C'est magnifique, ça vient du jardin de mon père ?

Sans aucun doute *la* référence, le *nec plus ultra* de la botanique.

– Non, elles poussent dans votre jardin, ici.

Ses visiteurs la complimentent sur les bouquets :

– Elles sont belles, vos roses.

– C'est moi qui les ai cueillies, répond-elle sans vergogne.

Ou bien :

– C'est moi qui les ai plantées. J'aime beaucoup les fleurs.

Nous sommes une douzaine pour le déjeuner. Nous installons les tables à l'ombre des tilleuls, c'était le coin favori de la famille, l'été.

Nous asseyons Maman, les invités la saluent en arrivant et, par précaution, chacun dit son nom. La mémoire lointaine fonctionne. Des amis de toujours, des enfants de ses amis, des amis d'enfance de ses enfants, les noms ne lui sont pas indifférents, ainsi que les souvenirs. Elle les marque. Maman au premier invité :

– Ah oui, bien sûr, comment allez-vous ?

La seconde lui dit son prénom :

– Oh, Unetelle, mais que ça me fait plaisir.

Ma mère les accueille ainsi chacun tour à tour. Nos invités sont ébahis, car elle a l'air de les reconnaître les uns après les autres. Si ce n'est pas le cas, en tout cas, ça y ressemble.

– Le fils de mon amie Unetelle, oh, mais bien sûr...

Elle évoque même des souvenirs qui la mettent en joie.

Pendant le déjeuner, elle suit les échanges, en regardant bien ceux qui tiennent la conversation. Elle est ravie de présider, et mange toute seule.

Un de mes amis, qui a un cas d'Alzheimer dans sa famille, est stupéfait. Car cette dame, elle, ne reconnaît plus ses enfants depuis longtemps et vit en institution. Sans doute est-ce le bénéfice d'être stimulée. À leur départ, Maman est un peu perdue et ne sait plus qui ils sont.

Quelques jours plus tard, une de mes nièces vient avec ses enfants, ils sont très jeunes : Maman adore les enfants, et elle rit aux éclats avec eux. Voir sa petite-fille mère de famille lui semble objectivement inconcevable. Brusquement, elle réalise :

– Ce sont les petits-enfants de mon fils, ah, mais ce n'est pas possible, c'est incroyable, le temps passe si vite.

Dans les deux cas, le lendemain, elle se souviendra très bien d'avoir eu de la visite :

– C'était très sympathique.

Quand il y a du monde à la maison, c'est toujours « très sympathique ».

Quelquefois, pour l'intéresser à sa propre vie, le matin, après son petit déjeuner, je l'invite à choisir les habits qu'elle va porter. Je lui soumets deux propositions, deux tenues, à elle de déterminer ce qu'elle préfère. Cela peut donner un « Ça m'est égal » morose.

Une autre fois, je lui montre deux rouges ou un rouge et un rose, des couleurs un peu *flashy* :

– Est-ce que ça va ensemble, ou est-ce que ça jure ?

– Non, non, c'est très joli, au contraire, ça s'accorde très bien, c'est très à la mode.

Ça me fait rire, ce « à la mode », pour elle qui n'a plus tellement de contacts avec le monde moderne. Elle était réputée pour son goût exquis, sa faculté de faire avec trois fois rien des robes ravissantes, et elle a gardé, enfouie dans son cerveau, cette disposition.

Elle aimait beaucoup les *Fables* de La Fontaine, et pour qu'elle continue à exercer sa mémoire, je les lui avais offertes en livre de poche. Elle ne s'en est pas servie. Mais je sors régulièrement le livre. Si je le lui mets dans les mains, elle le laisse tomber. Mais si je commence : « Maître Corbeau, sur un arbre perché… », elle enchaîne toute la fable, avec très peu de failles.

Enfants, nous écoutions toujours de la musique. De tout. Du classique, du rock, du cha-cha-cha. Avec notre père, nous dansions, avec notre mère, nous chantions.

Nous chantons encore, et Maman bat la mesure en pianotant sur la table avec ses ongles. *Tic* et *tic* et *tic* et *tac*. Puis elle lève les mains pour entraîner les chanteurs. Elle a ses « tubes » : « Tout va très bien, madame la marquise, tout va très bien, tout va très bien, pourtant il faut, il faut que l'on vous dise, qu'on déplore un tout petit rien », etc.

Si quelqu'un lui demande, un jour où elle se sent patraque : « Comment allez-vous, madame ? », elle répond : « Oh, très bien, très bien, tout va très bien » d'un ton rogue. Puis elle entonne cette chanson de façon burlesque. Du coup, la voilà de bonne humeur. C'est sa façon à elle de se moquer de sa maladie et de se mettre en train.

Le téléphone est devenu un objet suspect. C'est aussi l'une des caractéristiques de la maladie d'Alzheimer. Elle ne sait plus composer un numéro, oublie bien évidemment de raccrocher une fois la conversation terminée. Il est exaspérant de téléphoner pour prendre de ses nouvelles et d'entendre, pendant parfois des heures, un lugubre « *tuuut, tuuut, tuuut* » indiquant l'occupation de la ligne. Mais surtout, cette espèce de petit boîtier, ou le combiné, la laisse perplexe et déroutée.

– Maman, voulez-vous téléphoner à votre fille aînée ? demandé-je un samedi matin après le petit déjeuner.

– Non.

– Pourquoi ?

– Je ne sais pas quoi lui dire.

J'insiste, je veux la faire parler :

– Vous n'en avez pas envie ?

– Si, mais je ne veux pas la déranger.

Encore ! Je l'assure que ma sœur sera ravie, ce qui est vrai. Au téléphone, elle ne sait effectivement pas quoi dire, elle bredouille, et n'arrive pas à donner de ses nouvelles. Comme son interlocuteur n'est pas en face d'elle, elle est perdue. Elle le laisse parler, parfois sans répondre, ce qui est très déroutant.

M'a-t-elle compris ou comprise ? se demande-t-on.

– Bonjour, ma chérie, dit Maman.

– Alors, où es-tu ?

Au bout du fil, la personne, pour la énième fois, dit le nom de sa ville de résidence et certainement demande de ses nouvelles :

– Oh, moi, je suis en vie…

Ou alors :

– Je suis une loque.

– Je t'embrasse.

De nombreuses personnes, de ce fait, n'osent pas appeler. En deux ou trois minutes, la discussion est close.

Éviter l'aphasie qui frappe les malades se trouve au cœur de nos préoccupations. Aider à formuler clairement les mots au lieu de les bredouiller, compléter les phrases, éventuellement, est une tâche indispensable. La vision d'un être humain régressant jusqu'à n'avoir qu'une vie végétative est insupportable pour quiconque, à plus forte raison pour des enfants.

Elle m'a donné la fameuse chaîne de sa grand-mère, celle qu'elle avait mise au clou. Chaque fois que je la fais marcher et que je porte cette chaîne, elle me dit, avec de multiples variations :

– Tiens, j'avais une chaîne comme celle-là...

– Oui, Maman, c'est la vôtre, vous me l'avez donnée.

– Ah, comme je suis contente que tu la portes ! dit-elle en riant aux éclats.

Ou alors :

– C'est la chaîne de ma mère, etc.

Le même dialogue se répète, puis :

– Comme elle brille !

– Oui, je la nettoie souvent.

– Moi, je ne savais pas qu'il fallait la nettoyer, mais comme je suis contente.

Deux minutes après, son regard est à nouveau attiré, et cela recommence.

Armée d'un gant de toilette, je suis en train de faire la toilette de ma Vénus callipyge qui s'appuie, debout, au lavabo. Pardonnez-moi, ce n'est pas très correct, mais j'admire toujours son fessier pommelé, incroyable à son âge. Soudain, j'entends cette phrase cicéronienne :

– *Quo usque tandem, Catilina, abutere patientia nostra ?*

– Comment, Maman, c'est moi qui abuse de votre patience ?

– Je ne sais pas, j'avais cette phrase dans la tête, mais non, je ne sais pas…

Comme un souffle, ce souvenir s'est évanoui aussi vite qu'il est apparu.

Puis elle recommence ses élucubrations qui soudain la font s'esclaffer. C'est fini, c'est passé. Ma mère était très fière de son latin qui lui avait permis, avant la guerre, en Tunisie, de réussir son bac et d'être parmi les deux lauréats de la classe.

« Moi, qui ne savais rien, et un certain Bismuth, le crack. »

Auxiliaire de vie, un métier d'avenir

Tout récemment, je vois une publicité sur la Toile pour une formation d'auxiliaire de vie par Internet.

« Un métier d'avenir. Trois millions de personnes de plus de 60 ans peuvent avoir besoin d'aide extérieure. »

Et d'ajouter : « L'auxiliaire de vie est un relais entre la famille et le corps médical et paramédical. »

C'est donc sérieux, car c'est une des réalités du métier. Puis j'hallucine. La publicité promet une « formation pratique » (*sic*), « un suivi personnalisé de qualité », puis : « Vos professeurs vous suivent personnellement, répondent à vos questions et corrigent vos devoirs. »

On propose également « un DVD pour bien maîtriser les gestes ». Re-*sic*. La personne âgée vue comme un pot de fleurs, un objet inanimé. Quand on sait que tout mouvement incorrect peut entraîner de la souffrance chez le malade, ou que l'aide peut se faire mal au dos ou une déchirure musculaire, une telle présentation me paraît surréaliste.

Été 2010. Pour la première fois, l'association qui me fournit une aide deux fois par semaine et qui, pendant les vacances de la « nounou », assure un dépannage tous les matins, cet été donc, l'Association cantonale des emplois familiaux ne pourra rien pour moi.

La directrice m'informe que sur 150 salariées, la moitié est en congé, et une trentaine… en arrêt maladie. Épuisement, ras-le-bol ? Elle ajoute que toutes les maisons de retraite du secteur sont peu ou prou concernées par ce phénomène de grippe estivale, qu'elle explique par le découragement. Cette situation inédite de mal-être est gérée au mieux par la directrice. Mais il ne lui est pas possible de m'envoyer une aide.

Pfff. L'été va être rude. Je vais devoir me débrouiller, et m'occuper de toutes les toilettes, en plus du reste. Pourtant, je ne suis pas surprise. Les filles me disent qu'elles travaillent à flux tendu.

Une personne a la formule assassine. Cri du cœur : « Certaines connaissent mieux le droit du travail que le travail ! »

Une jeune femme de l'association s'occupait de ma mère avec un grand dévouement. Elle a traversé une mauvaise passe. Manquait-elle de formation ? Était-elle épuisée par l'ampleur de la tâche ? Toujours est-il qu'elle est revenue à son premier métier : rayon boucherie-charcuterie dans une grande surface.

Peu de temps après, l'ACEF me contacte pour savoir si j'accepterais que leur « intervenante » vienne avec une stagiaire pour faire la toilette de ma mère. Je n'y suis pas opposée. Car si Maman se plaint parfois d'avoir à « montrer son trou du cul » à une nouvelle personne, elle a aussi dépassé les fausses pudeurs tant elle a besoin d'aide.

Arrivent donc un beau matin à 8 heures l'auxiliaire de vie et une autre jeune femme. Nous finissons notre petit déjeuner. J'ai prévenu ma mère, et les présentations se font.

Âgée d'une quarantaine d'années, cette ancienne libraire démarre une formation d'auxiliaire de vie sous la houlette du conseil général.

La tutrice, c'est-à-dire la formatrice sur le terrain, est une habituée de la maison depuis près de quatre ans. C'est une super pro, et elle connaît bien Maman. Très efficace, très gentille, elle vit à une quinzaine de kilomètres de la maison. Elle a son diplôme. L'association n'a que quatre salariées avec le diplôme d'État d'auxiliaire de vie.

Son mot d'ordre, martelé avec force et conviction : « On ne change pas les habitudes de quelqu'un parce que ça facilite le travail ! » À près de 40 ans, elle a derrière elle onze années d'aide à la personne. Elle était déjà salariée quand elle a passé son diplôme d'État. Un diplôme qui existe depuis 2005, alors que celui d'aide-soignante ne date que de 2007.

Véronique, disons – les prénoms ont été changés –, va former sur le terrain cette nouvelle recrue qui, pour le moment, regarde comment, en une heure, on lève, on lave et on habille cette vieille dame un peu perdue, comment on nettoie la salle de bains et on fait le lit. Ensuite elle prendra les manettes, supervisée par sa tutrice.

Très ouverte, un physique agréable et le sourire large, cette brune de Toulouse m'explique que ce changement de cap est pour elle un choix, et non un « accident » de la vie. Je suis ravie, car j'ai souvent vu des aides prendre ce métier plutôt par nécessité que par volonté propre d'aider les personnes âgées. Pour Catherine, formations théorique et pratique vont alterner au cours d'une année scolaire. Cinq semaines en maison de retraite, onze en association. Les cours enseignent comment aider une personne âgée dans les actes essentiels de la vie : laver, habiller, nourrir. Mais pas seulement. Connaissance des pathologies, psychologie, principes de nutrition, entretien du logement, plans d'aide sont des points essentiels sur lesquels les candidats présenteront leurs six examens. Une prise en charge complète et responsable. Enfin, ce n'est pas trop tôt, on va vers un progrès. Ce métier, j'y crois.

Nous nous retrouvons ainsi à quatre femmes. Un gynécée. La salle de bains est plutôt exiguë, et nous sommes gaies. Ma mère est ravie, cela la met de très bonne humeur.

La nouvelle venue, comme d'autres, est stupéfaite et admirative.

À 92 ans, Maman a encore un très beau corps. Elle est plus musclée que bien des personnes valides. Pas un poil de graisse, des fesses et des cuisses fermes, un dos splendide et des épaules puissantes. Sa façon de se tenir et de marcher fait pitié. Avec de grands efforts, elle marche les genoux pliés de la cuvette des cabinets à la baignoire, les mains reposent ou s'accrochent, selon les cas, aux bras de l'aide. Le corps est en équerre. Ça l'épuise. Quant au pied droit, c'est un traînard, puisque le cerveau ne lui commande pas d'avancer.

– Allez-y, madame de Cazaux, avancez, l'encourage l'auxiliaire de vie, allez, c'est bien, encore un peu.

– Maman, redressez-vous, tendez les jambes. Vous vous fatiguez.

C'est un exercice épuisant pour les cuisses, même pour un sportif.

Rien à faire, bien sûr.

– Ah, je ne peux plus, dit Maman.

– Mais si, mais si, vous y êtes.

Les auxiliaires de vie, en général, se servent d'un fauteuil « garde-robe ». Puis on transfère Maman sur un siège dans la baignoire. Elles aident comme elles peuvent.

Jusqu'à l'année dernière, elle prenait un bain. C'est devenu difficile. Malgré tout, elle est ravie d'être douchée tous les jours, elle qui était si soignée.

Aujourd'hui, nous sommes trois pour faire sa toilette, et je vais en profiter pour utiliser mon protocole personnel.

Maman s'assied sur le bord de la baignoire, elle s'accroche à mon cou. Elle est incroyablement souple et peut passer une jambe, puis l'autre. Elle ne pèse qu'une cinquantaine de kilos, poids dont elle n'a jamais varié.

Je ne me laisse pas impressionner par les « aïe » et les « ouille ». Pourtant, je sais qu'elle a mal, et nous ne le minimisons pas. Elle a toujours les bras autour de mon cou, je la prends sous les genoux, elle se laisse déposer dans le bain. Elle a peur de s'étendre dans la baignoire. Puis elle se délasse.

Dans cet exercice très physique, tous les muscles travaillent, et je ne force pas sur les lombaires. Nous avons toutes chaud, d'autant plus qu'un chauffage d'appoint nous souffle un air torride dans les jambes.

Bien frictionnée, savonnée, rincée. Les cheveux lavés. Je reprends ma mère dans mes bras, elle pousse des pieds au fond de la baignoire. Véronique, la tutrice, la plus habituée, l'aide en la soulevant par les fesses. Je la prends sous les jambes, et hop.

Ouf, elle est sortie, installée sur ce fameux fauteuil garde-robe où nous allons maintenant bien la tartiner de crème et l'habiller. Ensuite, je montrerai à la nouvelle comment faire son brushing. Très coquette, ma mère m'aide en tournant la tête de droite à gauche, en la baissant, comme si elle était chez un grand coiffeur parisien.

– Ah oui, les cheveux se placent tout seuls, dit Catherine.

Un nuage de laque. Un très léger *pschiiit* d'eau de toilette Shalimar. Elle est fin prête.

– J'ai de la chance, je suis bien soignée, ronronne Maman.

Pour imiter Dupont et Dupond, en « tintinologue » avertie :
– Je dirais même plus, bichonnée.

Maintenant, elle ne se coiffe plus toute seule, elle a du mal à tenir la brosse et à la passer dans ses cheveux dans le bon sens. Mais elle se lave les dents elle-même, moins consciencieusement qu'autrefois.

Puis retour dans sa chambre, on l'installe sur son lit, le dos bien calé sur les oreillers. J'en profite pour mettre en place « ma » procédure d'agencement des oreillers, car je ne veux pas retrouver Maman, dans une heure, à moitié vautrée sur son lit, comme une poupée de chiffon, les pieds passés entre les barreaux, où elle peut se blesser. Préserver sa dignité, toujours.

Avec le printemps revient notre stagiaire. Oubliée, la grande librairie où elle voyait passer des stars venues signer leurs livres. Rayonnante, elle m'explique qu'elle a déjà réussi trois examens sur six. Elle est heureuse de toucher à la pâte humaine. En juin, à la fin de sa formation, elle est sûre d'être embauchée par l'association. Un contrat où employeur et salarié ont déjà pu s'apprécier, et reconnaître les qualités de chaque partie.

« Dans les maisons de retraite, c'est à la chaîne. C'est plus agréable de s'occuper d'un malade à domicile », affirme-t-elle. Et d'ajouter : « C'est bien d'arriver, et de connaître déjà le terrain. Avec ce diplôme d'auxiliaire de vie, j'aurai la moitié de celui d'aide-soignante. Il y a des passerelles qui permettent d'évoluer d'un métier à l'autre. »

Sa tutrice sera également chargée de la noter, d'évaluer son aptitude au terrain. Cela fait aussi partie de l'examen.

Le maintien à domicile est une niche d'emplois. Mais il faut relever le défi. Les auxiliaires de vie ne sont pas les villageoises du début du xxe qui allaient travailler dans les usines. Le monde a changé, et ce changement n'est pas pris en compte.

Pourtant, les villages et les bourgades sont les premiers fournisseurs de cette main-d'œuvre, encore trop peu qualifiée. Les besoins sont gigantesques. Cela requiert une vraie formation pour un vrai métier, avec un salaire en adéquation avec la réalité du terrain.

L'appétit est un bon cuisinier !

Lorsqu'une candidate se présente, invariablement, elle demande : « Et qu'est-ce qu'*elle* mange ? » Ma mère, qui déteste qu'on parle d'*elle*, sort de son silence et se mêle à la conversation. Elle parle avec ses belles mains, d'un geste large, et avec son sourire mutin, qui va en s'élargissant : « Mes parents m'ont appris à manger de tout, j'aime tout, sauf la *merdre*, bien entendu. »

Elle prononce *merdre* avec une inflexion plus grave, les sourcils en accent circonflexe. Quelle comédienne elle est restée !

Cette référence à Ubu et Alfred Jarry déconcerte ces dames, qui ne comprennent pas toujours l'allusion. Je suis obligée d'expliquer que c'est une blague familiale. Et c'en est bien une, depuis que nous sommes enfants. Curieux. La maladie n'a pas altéré cet humour corrosif, un humour anglais que nous sommes les seuls à comprendre.

Il s'ensuit un topo sur la cuisine familiale simple que nous pratiquons. Certaines avouent tout de suite ne pas être cuisinières dans l'âme.

Devant d'autres, j'avance :

– Et vous, bien sûr, vous savez faire la cuisine.

– Mon mari et mes enfants ne se sont jamais plaints.

Mauvaise réponse. Une nonagénaire n'a pas la même alimentation que des enfants en pleine croissance. Beaucoup de personnes âgées sont dénutries, et en maison de retraite elles n'ont pas droit à un régime personnalisé, trop compliqué et trop onéreux.

Pendant longtemps, j'aurai un Post-it collé au-dessus de l'évier : « Ni trop gras, ni trop salé, ni trop sucré. » À la vue de l'écriteau, je vois un sourcil se lever, dubitatif, et j'entends presque : « Ça y est, je suis tombée sur une foldingue de la diététique. Ne disons rien, je n'en ferai qu'à ma tête quand elle ne sera pas là. »

Une bouteille d'huile engloutie en quinze jours dans les fritures. Des paquets de sucre qui s'envolent. L'une ne veut manger que du couscous, l'autre ne comprend pas qu'il faille donner de la soupe tous les jours, y compris l'été. Transit oblige. Ainsi ai-je dû expliquer à quelqu'une qui, apparemment, ne l'avait pas entendu de cette oreille, que le bien-être de la vieille dame dont elle s'occupait passait avant tout par une nourriture saine. J'ai eu droit à un sourire chiffonné, et à un grand éclat de rire pour ne pas perdre la face.

J'ai établi sur un petit carnet une liste de menus quotidiens, avec plusieurs choix. Ce qui me semble normal, ainsi qu'à mes amies, ne remporte manifestement pas une adhésion enthousiaste. Cette fois-ci, ce sont deux yeux écarquillés qui me disent : « Eh bien, quelle maniaque ! Elle me prend pour une débutante ! »

J'insiste tout de même sur l'importance de respecter ces directives pour éviter régurgitations, vomissements, voire dérangements intestinaux. Pour leur confort également.

Autrefois fine cuisinière, pâtissière hors pair, notre mère se met volontiers à table. Bonne fourchette, elle sait exactement ce qui lui convient, et ne mange pas plus que nécessaire. Cependant, il faut s'armer de patience. Maman mange lentement, très lentement. Elle se justifie : « Mon père a toujours passé une heure à table, c'est comme ça dans ma famille. »

Elle mange des aliments qui ne sont pas mixés, j'y tiens. Il faut l'aider.

Ce n'est pas un bébé, malgré sa mauvaise dentition.

Souvent, l'heure se prolonge. Elle déguste chaque bouchée. Puis elle rêvasse, elle joue avec ses aliments, avec sa serviette. Elle entortille son avant-bras gauche et sa main dans sa serviette. Pourquoi ? Mystère. La viande rouge, elle la mâche et la recrache, car elle ne peut pas l'avaler, le cerveau ne commande plus la déglutition. Elle pose soigneusement les petits morceaux sur le bord de son assiette. Une amie vient à la rescousse avec cette lapalissade : « Madame, tout ce qui ne rentre pas dans votre estomac ne vous nourrit pas ! » Le comprend-elle ? Je remarque que, comme un enfant, elle a tout gardé dans sa joue. Le chien Taxi est à ses pieds et s'apprête à faire bombance. Tout à l'heure, quand nous aurons le dos tourné, elle lui refilera en douce sa viande. *Exit* donc la viande rouge.

Un hoquet signale une mauvaise déglutition, tandis qu'un rot peu étouffé marque une satisfaction évidente. « *Alhamdulillah* », lui dis-je, en souvenir de ses années d'adolescence passées au Maghreb. Il arrive que sa « nounou » la regarde avec une pitié qui me tape sur les nerfs. Après tout, il n'y a rien de répréhensible. C'est juste un adulte qui a perdu ses facultés. Il est certain qu'enfants, si nous nous étions oubliés, nous aurions eu droit à un regard sévère et à un froncement de sourcils.

Un vieillard en bonne santé est un vieillard bien nourri, et réciproquement. Les personnes âgées n'ont jamais soif. L'été, tous les reportages (des « marronniers », selon notre jargon) nous expliquent régulièrement la nécessité de b-o-i-r-e !

Donc, le matin, entre 8 et 9, Maman doit boire quatre ou cinq tasses de thé au lait légèrement sucré, accompagné de tartines. Chez un hard discounter, j'ai trouvé la meilleure gâche vendéenne à l'unanimité. À peine grillée, beurrée, plus un peu de confiture maison. Parfois, une tranche moelleuse de pain de campagne, sans croûte, pour changer. Elle apprécie ce petit déjeuner, et c'est la seule façon de l'hydrater convenablement.

– C'est bon, n'est-ce pas, le petit déjeuner ?

– Oh oui, répond-elle en hochant la tête.

Une collation de deux pruneaux, ou un jus de fruits, ou un verre d'eau, ou rien.

À midi et demi, un kiwi, l'hiver, du melon ou des tomates, l'été, en entrée. Puis j'applique la plupart du temps la méthode du Dr Jacques Fricker, nutritionniste. Une viande, un légume vert ou autre, un féculent.

Quelquefois, une bouchée de fromage ou un dessert, fruit, dessert lacté, ou rien, selon l'humeur. Une tasse de café, avec un biscuit, un macaron, un morceau de gâteau. Cela nous fait plaisir de la voir se rassasier, sans gloutonnerie.

À 16 heures tapantes, le bifteck de la Sécu, les protéines en bouteille. Cela ressemble à de la crème anglaise un peu poisseuse. Les malades n'aiment pas beaucoup ça, mais Maman, elle, aime bien. Je l'améliore avec un chouïa de sucre (toujours roux), un peu de Cérécof (céréales grillées au goût de chicorée), une larmichette de lait.

À partir de 18 heures, dîner, avec toujours de la soupe de légumes verts, jamais de pommes de terre. Bien mixée, bien veloutée. Sans beurre, ni crème fraîche, dont elle ne veut pas, mais avec quelquefois une portion de fromage fondu. Manger un petit bol chinois rempli de soupe peut lui prendre certains soirs une demi-heure. Sainte Patience, priez pour nous ! Parfois un œuf. Et, selon appétit, un peu de compote maison, avec la moitié d'un petit-suisse ou d'un yaourt.

Mes trucs et astuces

Impossible d'allumer sa télévision sans trouver sur l'une des multiples chaînes des émissions culinaires de tout poil. Sacrifions donc à la mode ambiante pour livrer le fruit de mon expérience.

Avec l'observation, j'ai mis au point quelques recettes pour exciter l'appétit et la gourmandise de ma nonagénaire. Avec toujours le souci de faciliter un transit rendu paresseux par l'immobilisation et les longues stations assises dans un fauteuil. J'ai remarqué que les personnes âgées mangent plus volontiers ce qui est préparé par un proche, une cuisine qu'elles reconnaissent.

Ce n'est pas *Top Chef*, mais de la bonne cuisine saine. Tout l'intérêt du maintien à domicile.

Je n'achète que des produits fermiers, et si je n'allais pas sur les marchés de plein air, je me demande comment je pourrais nourrir Maman, son aide et les visiteurs, très convenablement et sans se priver. Pour cela, la vie rurale a ses avantages. La région pullule de GAEC (Groupements agricoles d'exploitation en commun), de producteurs de fruits, de maraîchers, d'éleveurs qui vendent la volaille à la découpe. On peut ne prendre que les blancs, les suprêmes. Des agriculteurs ou agricultrices aux rides profondes trouvent un complément de retraite en vendant leurs œufs à des sommes modiques. Cette qualité se paie au moins deux à trois fois moins cher qu'à Paris.

Le week-end dernier, nous avons eu, pour nous deux, pour 0,70 euro, 350 g d'épinards archifrais et tendres, et 2 euros de sardines de Méditerranée. Plus de la purée avec de la pomme de terre Charlotte (la meilleure), 1 euro le kilo. Un délice et une prouesse financière.

Aujourd'hui, j'ai brouillé quatre œufs fermiers avec moins de 200 g de pointes d'asperges, deux bouchées de fourme d'Ambert, fermière bien sûr, avec un peu de pain de seigle, cinq fraises Gariguette mélangées avec un demi-petit-suisse. Un festin pour quelque 3 euros.

Une aide, pourtant peu portée sur le compliment, me dit un jour : « Vous nous faites manger de bonnes choses. Et votre sœur est venue déjeuner, elle avait apporté de bonnes choses. » Du foie de veau et des haricots verts. Eh oui, madame, Maman vous avait prévenue, tout, sauf la *merdre*.

Une autre, une jeune femme très débrouillarde, se lèche les babines en me racontant leur menu : « J'ai fait du foie de poulet sauté dans du beurre, avec du riz. C'était bon ! Madame de Cazaux a tout mangé. »

Un jour, je les trouve attablées en train de se délecter avec des sardines à l'huile, du pain et du beurre. Tout ce dont Maman raffole. « Bravo pour le régime », dis-je, goguenarde.

Ma mère nous a appris à tous à faire la cuisine. Avec elle, c'était un jeu. Elle sortait des petits moules exprès pour les enfants. Nous faisions nos petites tartes aux pommes pour nous. Depuis, faire de la cuisine simple me délasse, après ces reportages où nous allons sans cesse au restaurant.

C'est devenu un défi, inventer des plats avec trois fois rien, des produits de tous les jours, pour une vieille dame qui n'a plus beaucoup de dents.

J'ai quelques principes de base : jamais de sel dans l'eau de cuisson des légumes, du sel marin, de la sauce de soja, mais achetée dans les magasins bio en grandes bouteilles, et en assaisonnement du poivre ou du piment d'Espelette, de l'ail rose de Lautrec (AOC) qui est très doux, des épices, en petites quantités.

Hiver comme été, j'utilise souvent une cocotte en fonte. Cela permet de préparer, et de faire réchauffer. Économie de temps et d'énergie.

J'adapte une recette de ma mère, le veau aux carottes, qu'elle faisait avec du quasi de veau. Je préfère prendre du sauté, comme pour une blanquette. C'est plus tendre à découper. Je tapisse la cocotte avec l'équivalent d'une demi-cuillère à moka de graisse de canard. Je fais fondre échalotes, oignons, rouges de préférence, avec le couvercle à feu très doux. À l'étouffée, il n'y a pas besoin de beaucoup de matière grasse. J'ajoute la viande. Très peu d'eau. Je peux mettre des petits navets, des rutabagas, en hiver.

Assaisonnement : sel de Guérande, poivre, gingembre et cumin moulu rapportés du Yémen, une pincée. Plus de la pâte de soja, un soupçon de Marmite, un produit anglais, et une pichenette de piment d'Espelette.

J'ai fait cuire mes carottes en rondelles dans la cocotte-minute. J'ajoute les carottes et leur eau au moment de se mettre à table. Le jus est exquis. Ni trop salé ni trop épicé. J'ai mis du riz dans un ramequin, juste la moitié, couvert de la même quantité d'eau. Le riz a cuit doucement à la vapeur, avec la viande. Il est à point, croquant. Le temps que ma mère mange son entrée, c'est-à-dire un certain temps, le plat peut attendre. Succès garanti, et pas uniquement avec ma nonagénaire. Je peux adapter cela à du sauté de dinde, ou de porc. Je mettrai des pruneaux. Avec du lapin, j'ajouterai pruneaux et citron confit.

Je remplace les carottes par des épinards, des blettes. Je mets sur le dessus de la cocotte un panier vapeur pour que les légumes cuisent avec l'humidité de la viande.

Au printemps, ce sont des fèves ou des petits pois. Ou des pommes de terre nouvelles. On peut varier, sans salir trop d'ustensiles de cuisine, et en économisant l'énergie.

Ça va vite, et je suis toujours pressée. S'il en reste, je le mets au congélateur. En mon absence, la dame gagnera du temps, le déjeuner sera préparé. Généralement, elles apprécient.

Maman raffole du poulet, des épices, de la nourriture asiatique, ou exotique. J'ai sous le coude plusieurs façons d'accommoder le poulet, car elle pourrait en manger sept jours sur sept.

Le poulet tandoori. Cuit tout doucement à la poêle couverte. Ou le poulet satay. On trouve ces épices assez couramment maintenant, et pas uniquement dans les épiceries asiatiques.

Ou encore le poulet au curry, style thaï. Je coupe le blanc en lamelles que je fais cuire dans une poêle antiadhésive. Puis je rajoute du lait de coco et un peu de curry. Toujours sel de Guérande, une pincée de piment d'Espelette. Ma mère est ravie : « Cela me rappelle mon enfance, ma mère mettait toujours du curry. »

Je ne sais pas si c'est vrai, mais je me souviens qu'elle faisait souvent du riz au curry, à la malgache. Elle a passé son enfance à Madagascar, et cette île, où elle n'est jamais retournée, a toujours été pour elle le pays de cocagne. Quant à mon poulet, il ne s'est pas desséché.

Je me sers aussi des papillotes en silicone, qui font une cuisine délicieuse au micro-ondes, lorsque je suis pressée et en retard. Un blanc de poulet avec de la sauce satay, c'est délicieux et moelleux. Pour les courgettes, les pommes et les poires coupées en lamelles, cela fonctionne très bien aussi. Le goût reste intact.

Pendant l'été, je faisais des séries de reportages pour le 13 heures de Jean-Pierre Pernaut sur les marchés de beaux villages et chez les producteurs de fruits et légumes. C'est comme cela que j'ai découvert ces variétés anciennes de tomates revenues au goût du jour. Ma mère se délecte de ces tomates anciennes. Des rouges, des vertes, des orange, des roses, des jaunes, dont les couleurs acidulées la mettent en appétit.

Son aide et moi découvrons avec stupeur qu'elle se badigeonne consciencieusement le front de pulpe de tomate au lieu de manger. Une autre fois, ce sera avec du melon. Elle a les yeux dans le vague. Marie-Claire se maîtrise, mais je la sens épouvantée : « C'est affreux, cette maladie », profère-t-elle.

Nous prenons cela pour un tic, ou un toc, en tout cas une manifestation de la démence. Puis je me souviens que, lorsque j'avais 15 ou 16 ans, elle écrasait une fraise pour l'étaler sur son visage, car, disait-elle, c'est le meilleur des masques de beauté pour les peaux sèches. C'est bien mieux que le concombre, plutôt pour les peaux grasses.

Nous avions suivi cette recette. C'était frais, hydratant, ça sentait bon. Naturellement, à cette époque-là, elle ne le faisait pas à table. Alors, je comprends : tout simplement, sa peau est irritée. Je vais chercher une bonne crème écran total.

Il n'est pas besoin de recettes extraordinaires, ni de se mettre en cuisine toute la journée pour faire plaisir. Quelquefois, je m'y prends au dernier moment. Comme Peau d'Âne met un secret, sa bague, dans son gâteau, moi, j'y glisse mon affection. Et le désir de garder ma mère longtemps.

Le futur, c'est aujourd'hui

Horizon 2030. La génération du baby-boom a muté et le papy-boom avance tranquillement vers ses 80 ans. 20 à 25 % de la population française est – ou va se trouver – en état de dépendance.

Bref, l'Apocalypse. Du moins, ce sont des prévisions archi-connues.

Aujourd'hui, 1 million de vieillards sont dépendants. Aux environs de 2040, le chiffre estimé est de 30 à 50 % de plus.

Chaque année, 80 000 personnes atteignent l'âge très respectable de 80 ans, et les plus de 85 ans devraient dépasser les 2 millions en 2015.

Des chiffres vertigineux. Comment accompagner ce phénomène de vieillissement annoncé de la population ? La ministre aux Personnes âgées, Michèle Delaunay, prépare une loi pour 2014. Elle souligne la nécessité d'« adapter notre société à cette révolution de l'âge ».

Quel en sera le financement, l'État n'ayant pas d'argent ? Les solidarités familiales ? Chacun devra-t-il se financer par l'assurance prévoyance, l'assurance dépendance, l'assurance vie ?

Bernard Cazeau, sénateur socialiste de Dordogne, veut rappeler que la dépendance n'est pas seulement une question de financement : « Nous n'en faisons pas une catastrophe financière. La perte d'autonomie ne doit pas être vue comme une angoisse sociale. Il faut en faire un atout, notamment en termes d'emplois de proximité. »

Michèle Delaunay renchérit : « Il convient de repenser les politiques publiques, en particulier de logement, d'urbanisme et de transports. Le vieillissement représente par ailleurs un levier en termes d'emplois, de développement industriel, et par conséquent de croissance. Il faut donc favoriser l'innovation technologique, la production en France d'équipements sanitaires, domotiques et robotiques adaptés aux besoins des âgés. »

Avec l'alternance, les départements, majoritairement à gauche, abordent l'automne 2012 dans un esprit pacifié. Ils reçoivent du président Hollande une substantielle rallonge financière que la droite s'obstinait à leur refuser. En échange, ils promettent de mettre les bouchées doubles.

Le Gérontopôle de Toulouse, doté de l'argent de l'État, avec le plan Alzheimer du président Sarkozy, présente sur un plateau les fruits d'années de travail. C'est une garantie de sérieux, tant en France qu'à l'étranger.

Aussi, dans ses réflexions, la ministre fait-elle sienne leur recommandation : la prévention. Ralentir l'arrivée de la maladie d'Alzheimer, anticiper, et même faire reculer l'âge où survient la dépendance, ne serait-ce que de six mois, un an.

On sait dépister les troubles cognitifs des personnes de plus de 65 ans. On a appris à détecter un terrain favorable, et les personnes dites « fragiles » à leur façon de marcher, par exemple. Depuis les années 1970, la gériatrie et la gérontologie ne sont plus des gros mots, des repoussoirs, les progrès dans cette discipline sont considérables.

Les scientifiques déplorent une arrivée trop tardive des patients en consultation. Ils prêchent donc auprès des pouvoirs publics pour l'instauration de campagnes de dépistage auprès des retraités, avec une étroite collaboration entre médecins traitants et spécialistes.

Le texte du futur projet de loi devrait reprendre des mesures préconisées dans divers rapports que Mme Delaunay veut reprendre à son compte :

> *Il est primordial d'accompagner les personnes âgées et leurs familles quand la perte d'autonomie survient et qu'il faut organiser un soutien à domicile ou une entrée en établissement et faire face aux dépenses afférentes.*
>
> *La priorité est de permettre le maintien à domicile : c'est la préférence des âgés* (sic) *et des familles. C'est*

généralement moins coûteux, pour elles comme pour la collectivité.

Une réforme de l'APA à domicile est donc nécessaire. Mais elle n'est pas suffisante : le secteur de l'aide à domicile, en grande difficulté, devra également se réformer et se moderniser ; la coordination entre les différents acteurs des soins de ville, de l'hôpital et de l'aide à domicile devra être améliorée ; les aidants, famille ou proches, qui sont souvent le pivot du maintien à domicile, devront être soutenus.

Paradoxalement, l'aggravation de l'état de dépendance de ma mère va entraîner un mieux-être pour tout le monde. Association et médecin prennent le taureau par les cornes. Elle est en GIR 1, au plus haut niveau de la dépendance. Les quelque 20 euros supplémentaires de l'aide personnalisée d'autonomie ne vont pas tellement m'aider ; en revanche, la logistique, oui.

Il faut maintenant que la toilette du matin soit faite par une infirmière. Je contacte un cabinet nouvellement installé, et je trouve, du jour au lendemain, une place s'étant libérée. Quelle chance ! Maman s'est finalement très bien adaptée à ce fauteuil tournant sur la baignoire qui l'effrayait tant il y a trois ans. La toilette est vite faite, et dans la bonne humeur.

Fin 2010, j'ai déniché une Polonaise. C'est quasiment une perle qui veille sur la santé de ma mère et qui lui permet de rester chez elle. Il est enfin possible de payer avec le CESU ces nouveaux arrivés de l'ex-Europe de l'Est. Jolie, douce, intelligente, parlant parfaitement le français, elle s'est mise dans le bain avec une rapidité surprenante, bien qu'aider les personnes âgées ne soit pas son métier initial.

Tout le monde s'en trouve bien. Pour le moment, du moins.

Maman et elle s'entendent comme larrons en foire. Elles plaisantent, et leurs yeux pétillent. Maman lui dit parfois, de son sourire malicieux :

– Ah, mais vous êtes coquine !

J'aimerais bien entendre leurs conversations, les enregistrer, car ma mère montre une grande lucidité, ce que me rapporte Ewa en roulant les *r* :

– Votre mère me parle de son mari, de ses enfants. Elle est très drôle, c'est vraiment une autre femme.

Mon jeune frère reste quelques jours pour Noël. Il fait très beau, et nous sortons Maman sur son fauteuil. De la maison, je les regarde, assis côte à côte. Ils nous tournent le dos. Je sais qu'ils se racontent « leurs » histoires et goûtent leur complicité. J'en suis enchantée, et attendrie.

Pour obtenir ce bien-être, je me suis débrouillée toute seule et j'ai combattu avec opiniâtreté les plus sceptiques. J'ai dépensé une énergie folle, je m'y suis parfois crevée. J'ai donné bien des coups de canif dans un agenda surchargé, et ma carrière en a pâti. Néanmoins, la vie est agréable. Nous sommes heureuses de nous tenir la main.

Mais cet été 2012, tout mon bel édifice se fissure. La dame polonaise ressent ce spleen slave légendaire et veut revoir son pays. Elle charge sa voiture rouge vermillon, grimpe dedans, elle ne reviendra pas après ses vacances. L'épitaphe de ma mère pour cette personne qui s'est occupée d'elle durant dix-huit mois est cruelle : « Elle est partie, n'en parlons plus. » Il va falloir recommencer toutes ces recherches, ces annonces, ces entretiens d'embauche, les exigences salariales démentielles.

Pfff.

Sur ces entrefaites, août et ses températures suffocantes sont néfastes à la santé de ma mère. Nous avons beau la surveiller comme le lait sur le feu, l'hydrater, la cajoler, les fatigues maternelles sont brutales. À près de 94 ans, c'est assez prévisible, et cependant si soudain.

Alors que les uns et les autres ont regagné leurs pénates après leur visite à l'aïeule, un week-end de cette fin août ma mère va avoir deux alertes spectaculaires. Pendant le déjeuner, elle s'évanouit, ses yeux tournent, sa gorge émet un affreux râle. Je la prends dans mes bras et, tandis qu'elle vomit, c'est comme si je me vidais de mon sang. Je l'allonge sur son lit, je la couche, et compose le 15.

En voyant le médecin de garde, ma mère fait une drôle de petite moue dubitative et m'adresse un signe de connivence.

– Malaise vagal, commente le praticien en lui piquant l'arrière-train.

Pour moi qui ai cru voir ma mère mourir dans mes bras, cela ne signifie pas grand-chose.

Plus tard, alors qu'elle regarde les vêpres à Notre-Dame sur KTO, elle récite ses prières.

– Ne sois pas triste, me dit-elle en voyant mes yeux pleins de larmes, c'est comme ça, la vie.

La nuit est éprouvante. Elle est malade comme un chien, et je crois veiller un moribond. Je change les draps à plusieurs reprises.

Le dimanche, j'essaie de la faire un peu déjeuner. Hop, de nouveau, les yeux révulsés, le râle. Ah non, non, Maman, ne me laissez pas.

De nouveau le 15, et le même médecin de garde. Même diagnostic.

Le soir, malgré sa fatigue, elle rit, elle rit dans la nuit pour me réconforter.

Et elle se rétablit. Oui, nous savons que sa constitution est exceptionnellement robuste, mais le premier froid de septembre abat sa résistance – une infection, perfusions à domicile, toilettes au lit, deuxième infection. Son médecin l'envoie aux urgences.

Dans le box, nous rions toutes les deux pour combattre notre inquiétude mutuelle. Le médecin urgentiste, en poussant la porte, n'en revient pas de nous voir nous tordre de rire en nous racontant des bêtises.

Son retour de la clinique, le lendemain, est plus difficile. Maman parle sans arrêt. Elle va parler toute la nuit. Le lendemain, elle parle encore, surexcitée et peu amène. Seul le kiné trouve grâce à ses yeux. Elle ne veut pas que je la fasse manger. Puis elle s'endort, et ni moi ni l'infirmière ne pouvons la faire sortir de cet état quasi comateux.

De nouveau, le médecin. Avec mes frères et sœur, nous avons décidé de refuser l'acharnement thérapeutique. Si Maman doit mourir, elle est prête.

Près de vingt-quatre heures plus tard, elle se réveille. Elle est épuisée par la clinique, le changement. Elle n'a pratiquement rien mangé depuis trois ou quatre jours.

Nous avons passé trois semaines à la soigner, avec les infirmières. Entre-temps, j'ai trouvé par hasard une autre aide. Elle l'aide patiemment à se retaper. Six petits repas par jour. À la petite cuillère. Laitages, protéines, légumes.

Ce mois d'octobre est si beau, quel dommage qu'elle ne puisse profiter de l'air et du jardin. Toujours pas de monte-escalier, et elle est trop faible pour marcher plus de quelques mètres. Il fait pourtant si beau.

Nous sommes quatre, et nous allons la faire descendre. À l'arrivée, lorsque nous l'installons sur son fauteuil de confort, elle sourit de plaisir. Elle est ravie de déjeuner dehors. Elle rit. Plus tard, nous remonterons. Qui sait quand nous pourrons recommencer cet exploit ? Ce sont les derniers beaux jours.

Ces tranches de vie que je livre ne sont pas uniquement miennes. Les souffrances des familles ne devraient pas rester sans réponse. Nous demandons simplement que nos difficultés pour trouver des aides soient prises en considération, très vite. La question pour moi n'est pas close.

Dans ce problème, *mon* problème quotidien, on ne m'a pas donné l'âge du capitaine. Tout ce que je sais aujourd'hui, c'est l'attachement affectif inouï qui résulte de ces soins quotidiens, et du vide que ressentent tous ceux et toutes celles qui ont partagé mon expérience après le départ de cet être diminué.

Une amie, qui s'est beaucoup occupée de ses vieux parents, me confie : « C'est comme un nourrisson. »

Pour moi, ce n'est même pas comme un enfant qui ne grandirait jamais. C'est un adulte qui, après une vie bien remplie, ne sait plus qu'aimer. Sans condition.

Lorsque je couche ma mère, moment inestimable, je l'embrasse, elle m'embrasse, et je l'entends me dire d'une voix toute douce, et cependant bien articulée, en faisant siffler le « s » : « Merci. »

Table

Imprimé en Allemagne par GGP Media GmbH, Poessneck,
en juillet 2014
ISBN : 978-2-501-09059-9
4137790/01
dépôt légal : août 2014

PAPIER À BASE DE
FIBRES RECYCLÉES

MARABOUT
s'engage pour l'environnement
en réduisant l'empreinte carbone
de ses livres.
Celle de cet exemplaire est de :
550 g éq. CO_2
Rendez-vous sur
www.marabout-durable.fr